소중한 마음을 가득 담아서

_____ 님께 드립니다.

STICK **사랑합니다. 스틱!** 스틱은 당신을 응원합니다.
가까이 있는 당신을 생각합니다. 멀리 있는 그대를 그리워합니다. 가족을 사랑합니다.

월화수목금토일
몸으로 여행하는 인문학, 몸으인

몸   **몸**짱! 마음짱!
으   **으**뜸보다는 유일한 사람이 되며
로   **로**길(路) 위에서 배우고 체험하는 여행을 떠나요.

여   **여**기 함께 있는 사람들과 동의보감 타고 이야기 나누어요.
행   **행**동하는 몸은 우리가 살아있음을 느끼게 하네.
하   **하**루가 일생의 축소판이니, 뜨는 해와 지
는   **는** 해가 매일 반복되어도 같은 하루도 되풀이되지 않음을.

인   **인**문학은 사람과 세상 그리고 자신을 알아가는 길.
문   **문**제가 생기면 '오케이 덤벼봐!'하며 문제와 맞짱을 떠요. 배움은
학   **학**교에서만 행해지는 것이 아니에요. 책, 친구, 엄마, 아빠, 형, 누나, 동생,
     할아버지, 할머니, 꽃, 나무, 강아지, 고양이 등 주위의 모든 것으로부터 열린
     마음으로 세상을 배워요.

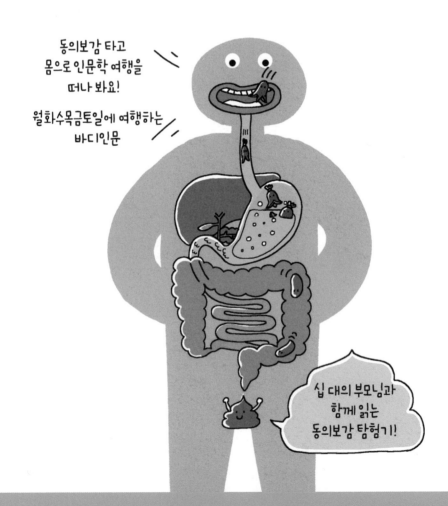

동의보감 타고
몸으로 인문학 여행을
떠나 봐요!

월화수목금토일에 여행하는
바디인문

십 대의 부모님과
함께 읽는
동의보감 탐험기!

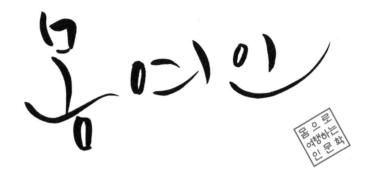

몸의인

몸으로 여행하는 인문학

자녀와 함께 걷는 동의보감 길

오미경 글, 손그림 ｜ **류준문** 삽화 ｜ **서재화** 감수

STICK

스틱도서번호 SQ25 | 표지 (한국제지) 아트지 백색 210g/㎡ | 본문 (홍원제지) 미색 백상지 100g/㎡

자녀와 함께 걷는 동의보감 길

몸 으로
여행하는
인 문 학

몸 여 인

초판 1쇄 인쇄 2017년 1월 31일
초판 1쇄 발행 2017년 2월 6일

지은이 오미경

발행인 임영묵 | **발행처** 스틱(STICKPUB) | **출판등록** 2014년 2월 17일 제2014-000196호
주소 (우)10353, 경기도 고양시 일산서구 일중로 17, 201-3호 (일산동, 포오스프라자)
전화 070-4200-5668 | **팩스** 031-8038-4587 | **이메일** stickbond@naver.com
ISBN 979-11-87197-14-0 03510

- 이 도서는 저작권법에 따라 보호받는 저작물이므로 무단전재와 무단복제를 금합니다. 이 도서 내용의 전부 또는 일부를 재사용하려면 반드시 저작권자와 스틱(STICKPUB) 양측의 서면 동의를 받아야 합니다.
- 이 도서에 사용한 문화콘텐츠에 대한 권리는 각 개인 및 회사, 해당 업체에 있습니다.
  연락이 닿지 않아 부득이하게 저작권자의 동의를 받지 못한 콘텐츠는 확인되는 대로 허가 절차를 밟겠습니다.
- 잘못된 도서는 구매한 서점에서 바꿔 드립니다.
- 도서 가격은 뒤표지에 있습니다.
- 이 도서의 국립중앙도서관 출판예정도서목록(CIP)은 서지정보유통지원시스템 홈페이지(http://seoji.nl.go.kr)와 국가자료공동목록시스템(http://www.nl.go.kr/kolisnet)에서 이용하실 수 있습니다. (CIP제어번호: CIP2016029359)

[원고투고] stickbond@naver.com
출간 아이디어 및 집필원고를 보내주시면 정성스럽게 검토 후 연락드립니다. 책의 제목, 기획의도, 내용요약, 전체원고(또는 원고샘플과 목차) 등을 이메일로 보내주세요. (저자소개와 연락처도 함께 남겨주시면 감사하겠습니다.)
문은 언제나 열려 있습니다. 주저하지 말고 힘차게 들어오세요. 출간의 길도 활짝 열립니다.

감수사

서재화

대구한의대, 경희대 동서의학 대학원, 꽃마을 한방병원 한방문진의

● 의사로서 일하다 보면 아이를 키우는 환자분들께서 "한의사 직업 어때요? 좋아 보여서요."라는 얘기를 듣곤 합니다.

"에이~ 한의사 돈 잘 버는 직업 아니에요."라며 너스레를 떨지요. 오늘날 대부분 직업이 그렇듯 무한경쟁 시대에 한의사란 직업은 사회적 경제적 안정성을 주지는 못합니다. 하지만 한의학이라는 학문은 저 스스로 가치관을 바꿀 수 있었고, 공부해서 남 줄 수도 있는 좋은 학문입니다.

BC200년 경 저술된 『황제내경』에는 '폄석, 침술이 동방에서 유래하였다.'라는 구절이 있습니다. 이는 고조선시대부터 한국에는 돌침술, 뼈침술이 발달해 왔고, 한·중·일의 의학교류가 있었음을 시사합니다. 한·중·일 한자문화권에서 발달한 한의학은 중국은 공산주의 체제로, 일본은 한의사라는 직업이 없어짐으로써 쇠퇴했습니다. 하지만 한국의 전통 한의학은 허준의 『동의보감』을 기점으로 우리만의 한의학으로 기틀을 잡았으며, 한의사라는 직업을 통해 면면히 이어져 오고 있습니다.

이렇게 뿌리 깊은 한의학은 우리나라 사람들에게는 삶과 동일시되어 매우 친숙한 학문입니다. 누구나 음양오행, 사상체질, 팔체질, 화병, 체

했다 등의 한의학적 단어를 한 번쯤은 들어봤을 것이고, 이리도 건강에 관심이 많은 민족이 있을까 싶을 정도도 민간요법, 건강보조 식품들이 참 많지요. 그러나 실상은 한의학에 대한 오해와 혼돈이 많고, 가깝지만 먼 대상이 되어가고 있어서 안타깝습니다. 서양의학이 과학적이라는 이름으로, 그것을 기준으로 삼고, 다른 영역인 한의학을 서양의학의 잣대로 판단하려는 것은 큰 오해를 불러일으키게 됩니다.

그런 면에서 이 책은 한의학의 시작, '오행'을 그림과 함께 설명하여 일반인들이 한의학에 쉽게 접근할 수 있도록 도와줍니다. 독자들은 책 속의 일화들을 읽으면서 아하! 하는 느낌을 받을 것입니다. 그만큼 한의학이 우리의 삶에 얼마나 많이 녹아들고 있는지를 깨달을 수 있기 때문입니다.

한의학에서 추구하는 건강이란 음양화평지인(陰陽和平之人)이 되는 것입니다. 즉 음과 양, 오행의 흐름이 몸에 균형 잡혀서 심신(心身)이 평화로운 사람입니다. 한의학에 조금만 관심을 두어도, 올바른 섭생과 양생을 인지하는 것 자체가, 건강을 향하는 첫걸음이 될 수 있습니다.

문제라는 것은 관점에서 시작됩니다. 이는 마음뿐만 아니라, 몸에서도 적용됩니다. 내가 어떤 관점을 갖느냐에 따라서 나는 건강할 수도 있고, 비건강 할 수도 있고, 병이 들 수도 있습니다.

바쁜 일상 속에서도 한의학적 눈, 관점을 바로 잡은 후 내 몸과 가족과 또 이웃을 살펴보다 보면 어느덧 음양화평지인이 되어 있을 것입니다. 이 책이 한의학적 관점을 새우는 길라잡이가 되기를 희망합니다.

추천사

● 오랜 동양철학적 사상을 기반으로 발전·계승되어 온 한의학, 특히 동의보감을 남녀노소 모두가 쉽게 접하도록 서술한 책을 마주했습니다. 한의학에 관계된 저로서 작가 오미경 선생님께 감사의 마음을 전합니다.

한의학의 음양오행, 사상체질, 동의보감에 담겨있는 의학적 지식을 단지 흥미의 대상으로만 궁금해하거나 먼 나라의 것으로만 알고, 어려운 학문으로 인식해서 그런지 쉽게 접할 기회가 없는 것도 사실입니다.

TV 드라마에 보이는 한의학적 관점은 현실과 조금은 다름을 알아야 합니다. 자칫 흥미나 신비 그리고 비과학적 관점으로 흐를 수 있는 논지를 이 책에서는 아주 자연적이고 편하게 '일상과의 관계'를 서술하고 있어 이해하기가 쉽습니다. 무엇보다 반가운 것은 동의보감을 가까이 둘 기회를 준다는 것입니다. '일상의 생활'에서 보고 경험한 현상들을 한의학적 원리로 쉽게 설명하고 있습니다.

사람의 몸은 자연의 섭리와 같이 흐릅니다. 봄, 여름, 가을, 겨울이 있고 희로애락이 있듯 자연의 변화에 인간의 몸이 작용하는 것입니다. '음양오행의 기운이 인간의 몸에 작용해 오장육부의 건강을 관장하는 것'

이 한의학의 원리며 이치입니다. 계절, 감정, 색깔, 방향, 맛 등과 오장육부를 비교해 관찰하는 것도 아주 흥미롭고 한의학의 기본을 깨우치기에도 충분합니다.

요즘 세대는 빠른 과학의 변화로 주변을 바라보고 음미해볼 여유를 찾기 힘든 시대입니다. 바쁜 생활에 몸 가눌 여유도 없이 열심히 일하다 보면 어느덧 건강을 걱정하고 그로 인해 우울해지는 상황이 올 때 허전함을 느끼게 됩니다. 현실적으로 여러 변화에 대처하기도 어려워 작은 여유도 없어 보입니다.

이럴 때일수록 잠시 주변의 아름다운 자연을 살펴보십시오. 보일 듯 보이지 않는, 하지만 커다란 힘의 원리로 변화하는 자연의 섭리를 알고 음미하며, 인지하고 느낄 때에 우리는 비로소 바쁜 가운데서도 그동안 찾지 못했던 순수한 감성을 채울 기회를 잡을 수 있다고 생각합니다. 그러므로 평소에 자연 친화적인 생활방식에 융화되어 살면 더욱더 건강한 몸을 이루지 않을까 생각합니다.

끝으로 아주 쉽고 흥미로운 방법으로 자연과 몸의 건강을 유지하는 방법을 서술해 놓은 『몸여인』을 통해 모든 사람이 자연의 섭리를 깨닫고 순응하면서 살아가는 여유를 가졌으면 합니다. 아이들과 부모님이 자연과 건강을 비교하고 이야기하는 시간을 통해 '살아있음'의 소중함을 인식하고, 빠름이 아닌 순리를 알아가는 기회가 되는 책이 되길 소망합니다.

— 서정만(천안 성광당한의원 원장, 한숲 사회복지재단 느티나무 이사장)

● 나는 정신과 의사로서 한의학과 동양철학에 대해서는 잘 알지 못하지만, 인간을 우주의 일부로 보고, 우주의 원리와 이치가 인간 안에 깃들어 있다는 그 기본철학에는 무척 공감합니다. 이는 자연과 단절된 채 생명의 존엄성을 잃어가고 있는 현대인들에게 중요한 가르침입니다.

특히, 자신의 몸을 함부로 대하는 청소년들을 만날 때마다 그런 생각이 더 떠오릅니다. 반복적인 자해, 극심한 다이어트나 폭식, 폭음이나 약물남용과 같은 자기 파괴적 행동 등을 보이는 청소년들에게 상담이라는 방식으로 도와주는 데는 한계가 많기 때문입니다.

만일 우리 교육이 단순히 숫자와 글자를 배우는 인지학습 중심이 아니라 몸과 마음을 이해하고 상호 간의 소통과 협력을 중시하는 인문심리학이 조금이라도 뒷받침되었다면 우리 아이들은 더욱 자신의 몸을 아끼고 마음을 조절할 힘을 갖지 않았을까요?

우리가 우리 자신을 작은 우주라고 생각한다면 어찌 삶이 신비롭지 않을 것이며, 우리 몸을 영혼이 머무는 사원이라고 여긴다면 어찌 우리 몸을 소중하게 여기지 않을 것인가! 그런 아쉬움을 갖고 있던 차에 『몸 여인』이라는 저자의 책을 출간 전에 미리 읽을 수 있었습니다.

이 책은 지금으로부터 400여 년 전에 쓰인 『동의보감』에 기초해 있습니다. 하지만 어렵고 복잡한 내용은 빼고 '인간은 자연의 일부이고, 소우주다.'라는 핵심적 사상을 바탕으로 우리 몸의 오장육부에 대해 알기 쉽게 풀어썼습니다. 그것도 청소년들이 이해하기 쉽도록 말입니다.

이 책이 씨앗이 되어 이 땅의 청소년들이 자신의 몸을 사랑하고 자기를 존중하는 사람으로 커 나가길 희망합니다.

— 문요한(정신과 의사, 『여행하는 인간 Homo Viator』 저자)

● 열정과 사랑, 그리고 창의적인 수업자료 개발을 통하여 쉼 없는 노력을 아끼지 않았던 선생님의 모습을 떠올리게 되었습니다. 『몸여인』은 기초적인 의학적 지식을 쉽고 재미있게 이야기합니다. 다양한 관점에서 접근하였기에 현실과 미래를 고민하는 학생들에게 동기를 부여하고, 가능성에 대해 도전하는 힘을 기르기에 충분하리라 봅니다.

이 책은 우리 교직에 있는 동료교사들에게 많은 시사점을 줄 것으로 확신하며, 높이 평가되리라 여겨집니다. '움직임으로써 자신을 표현하고 표현된 것을 어떻게 해석하느냐에 따라 삶의 방향이 달라질 수 있다.'라는 작가의 좌우명처럼 아름다운 삶으로 승화하길 기원합니다.

— 진성근(전 천안백석중학교 교장)

● "글이나 말로 행하지 말고 오직 몸으로만 행하라." 내 몸뚱어리 하나 건사하기 힘든 시절, 나를 지탱해준 문장입니다. 어리석게도 건강을 잃어야 몸의 소중함을 깨닫게 됩니다.

저자 역시 우연한 계기로 몸과 욕망에 관심을 두고 살아오다 인문의역학과 동의보감을 만나게 됩니다. 몸의 신비를 체험한 그녀는 부모와 아이들이 쉽고 재미있게 오장육부를 이해하기를 바라며 집필에 착수했습니다. 이 책으로 내 몸을 챙기고 몸과 마음의 상호작용을 이해하는 실마리가 되길 바랍니다.

　　　　　　　　　　　　— 오병곤(자기경영아카데미 대표, 『회사를 떠나기 3년 전』 저자)

● 반가운 책이 나왔습니다. 몸 기관을 요모조모 살펴보며 아이들과 깊이 있는 몸 이야기를 나눌 수 있어 좋습니다. 생물학 책에 담긴 신체구조도를 아는 것이 전부인 나의 짧은 몸 지식에, 이 책은 아이와 함께 얘기 나눌 수 있는 알찬 정리 페이퍼를 던져줍니다. 말처럼 '몸이 있다는 것은 살아간다.'라는 뜻입니다. 살아가는 데 있어서 내 몸을 알고 행동하는 것과 내 몸을 모르고 행동하는 것은 천지 차이입니다.

　　내 몸은 나의 감정과 바람, 변화의 신호를 알아차릴 수 있는 바로 나 자신 그 자체이기 때문이죠. 우리는 몸이 너무 가까이 붙어있기에 몸이 보내는 신호를 무시하기 일쑤입니다. 몸을 통하면 자신 내면의 목소리를 들을 수 있습니다. 목소리를 듣고 하나하나 행동으로 옮겨가는 것, 그게 바로 자기답게 사는 삶이 아닐까요?

　　　　　　　　— 서은경(前KBS, SBS 방송구성작가, 휴먼스토리 작가, 글쓰기 강사)

● 동의보감은 유구한 전통을 기반으로 현대에도 새롭게 발전하고 있으며, 지금도 수많은 사람에게 건강을 되찾아 주고 있습니다. 이런 사실은 너무나 당연한 상식적인 이야기입니다.

저 역시도 한의원에서 체질진단을 받고 식습관을 변경한 다음부터 비염과 담 결림 증세로부터 해방되는 경험을 했습니다. 그럼에도 동의보감의 근본원리를 접하지 못하고 살아온 것은 비단 저뿐만이 아닐 것입니다.

십 대들도 동의보감의 근본원리를 이해할 수 있도록 쉽게 쓰인 이 책을 제 딸들에게 선물합니다.

— 유형선(『가족에게 권하는 인문학』 저자)

● "정말 잘 읽었어요. 목차 구성이 참 쉽고 보기에도 좋네요. 읽으면서 오장육부를 따라서 여행하는 기분이 들었어요. 제 몸에 있는 장기의 위치나 기능을 잘 몰랐는데 덕분에 공부하게 되었네요." 신장도 들르고 방광, 폐, 간, 비위를 따라서 제가 제 몸을 살펴보는데 정말 몸속 탐험이었습니다. 아이들에게 친절하게 설명해주는 따뜻한 선생님 같은 느낌이 들면서도 위트도 있고 재미있어서 읽다가 몇 번은 또 웃었습니다.

장기의 위치가 어디에 있고, 어떤 기능을 하고 내가 어떤 식으로 행동하고 먹어야지 이로울 수 있겠다는 생각이 기억에 절로 남습니다. 내 몸 안에 있는 장기가 내 마음에 어떤 영향을 주는지에 관련해서 아이들에게 정말 유익하다고 생각해요.

아이들에게 정말 좋은 공부가 될 듯합니다. 그뿐 아니라 분명 어른에게도 좋은 공부가 되는 가치 있는 책입니다. '아 진짜 마음의 영향을 이렇게 받을 수 있구나.'라는 생각이 들면서 좀 느끼는 바가 컸습니다.

어떻게 동의보감을 엮어서 인문학적으로 마음과 몸을 다스리는 방향을 잡았는지 감탄이 절로 나옵니다. 아이들과 부모님뿐 아니라 누가 읽어도 자신 신체에 미치는 생각의 작용을 이해하는 특별함이 가득하기에 적극 추천합니다.

— 정수지(『아무도 모르는 누군가의 몰타』 저자, 스웨덴에서…)

● 십 대들에게 동의보감과 인문학이라는 내용이 조금 낯설고 익숙하지 않아 '재미있을까?'라는 의문을 품었지만, 한 페이지 한 페이지를 넘기면서 지나친 기우였다는 것을 알았습니다. 우리 일상생활에서 흔히 보고 듣고 느끼고 생각할 수 있는 것을 쉽게 풀어냈기 때문입니다.

'불(火)의 장부, 심장'에서 그리스로마신화에 나오는 에로스나 상심(傷心) 등 일상 속에 자주 접하는 것들을 새로운 시선으로 보는 게 신선했다고 할까요. 특히 '기쁨은 스스로 만들어 가는 것이며 삶의 주인은 바로 나 자신'이라는 메시지를 읽었을 때, 기쁨은 외부에서 온다는 저의 생각을 바꾸어 놓았습니다. 현재 몸의 변화를 이해하고 무의식적으로 행했던 행동들의 이면을 들여다볼 기회를 주었습니다.

『몸여인』은 십 대 아이들뿐만 아니라 아이를 키우는 부모님 그리고 성인들에게도 몸의 중요성을 깨닫게 합니다. '몸이 건강해야 자신의 삶을 온전히 살 수 있다.'라는 메시지는 책을 읽은 후에도 긴 여운을 남겨 한발 한발 발걸음을 의식하게 합니다. 제가 가르치는 아이들에게 추천합니다.

— 민철홍(십 대 아이들을 가르치는 영어학원강사)

원하는 것이 안 되었다고?

원하는 것이 안 되었다고? 시도했기 때문에 얻는 열매잖아!

"선생님은 제가 외고에 떨어졌는데 어떻게 축하한다는 말을 하세요. 저를 놀리시나요? 선생님 문자 받고 어이가 없어서 화가 났어요." 이맛살을 잔뜩 찌푸리며 코를 벌름거리고 씩씩거리는 것이 마치 성난 황소가 곧 나를 들이받을 것만 같았습니다.

밤새 울었는지 눈은 빠알갛게 충혈되었고 퉁퉁 부어있었습니다.

Y는 중1 때부터 가르친 학생 중 하나였습니다. 지식을 가르친 것도 중요하지만, 그들에게 필요한 것은 공부에 대한 동기부여였습니다. 그래서 매일은 아니지만, 일주일에 두세 번 정도는 35분 수업하고 나머지 10분은 책을 읽어주었습니다.

Y는 중1 때 일본어를 접하면서 외고를 꿈꾸었습니다. 그러나 Y의 1학년 때 영어점수는 60점대였습니다. 꿈을 꾸었으나 현실은 그 꿈을 이룰 실력이 되지 않았습니다.

학교에서 아이들은 성적에 따라 줄 세우기를 할 때가 있습니다. 유일한 자신을 타자와 비교시킴으로써 자신을 왜곡되게 바라보게 합니다. 그런 그들에게 나는 강조하면서 말합니다.

"세상은 원래 불공평한 거야. 누구는 멋지고 예쁘게 태어나고 누구는 달리기에 혹은 미술에 음악에 소질이 있지. 또 누구는 경제적으로 여유롭거나 덜 여유롭게 태어나. 그건 자신이 어떻게 할 수 없는 거잖아. 그런데 신이 공평하게 준 게 있어. 부자나 가난하거나 잘생겼거나 못생겼거나 공부하거나 놀거나 간에 누구에게나 똑같이 주어진 것이 '죽음'과 '시간'이야. 태어난 우리는 죽음을 피할 수 없어. 시간도 마찬가지야. 누구에게나 하루 24시간이 주어져. 여러분이 자신의 삶을 변화시키는 방법은 시간을 어떻게 활용하느냐에 따라 자신의 삶을 조금씩 매일 바꿀 수 있지."

2학년에 들어서면서 Y는 키도 몸도 전보다 더 성장했습니다. Y의 수업태도는 수동적인 모습에서 적극적으로 바뀌었습니다. 자신이 무엇을 알고 모르는지에 대해 말했고, 모르는 것을 계속해서 질문하고 물고 늘어지면서 자신을 스스로 확인하고 설득해 나갔습니다.

영어를 재미있어 했는데 2학년 중간고사 때는 97점을 기록했습니다. 본인 자신도 놀라워하면서 자신감을 회복했습니다. 그의 노력도 있었지만, 자신을 있는 그대로 인정하고 바라본 결과였습니다.

꿈만 꾸던 시절에서 자신감을 회복한 그는 현실적으로 꿈을 이루기 위해 외고 원서를 썼습니다. 그리고 떨어졌습니다.

몇 분간의 침묵이 흐른 뒤에 나는 Y에게 물었습니다.

"Y야! 네가 중1 때 꿈만 꾸던 외고 원서를 쓸 생각이라도 했었니?"

"아니요."

"그럼 어떻게 외고 원서를 쓸 생각을 했지?"

"영어점수가 오르고, 다른 과목도 그렇게 공부하면 되겠다 싶어서 열심히 했어요."

"네 성적으로 반신반의하면서 썼다고 들었는데…, 아니었던가?"

"떨어져도 괜찮으니 그래도 써보고 싶은 거였는데, 막상 떨어지고 나니 제가 비참해요."

"뭐가 비참해?"

"떨어지고 나니 제가 하찮은 인간 같고 맥이 쫙 풀리고 억울해요."

"뭐가 억울해?"

"3학년 올라와서는 외고를 쓸려고 열심히 했지만, 노력만큼 성적이 나오지 않았어요. 하지만 막상 안 되고 나니 억울하죠, 뭐."

"열심히 하지 말고 그냥 FUNFUNFUN 즐겁게 과정을 즐겼니? 결과만 바라고 열심히 하니까 심장이 타서 열 받아 까맣게 탔네. 그래서 억울한 거겠지. ('열심'은 온 정성을 다하여 골똘하게 힘쓴다는 뜻이지만, 열심(熱心)을 한자 그대로 풀이하면 '심장이 열 받는다.'라는 의미다.) 네가 노력한다고 해서 세상 모든 일이 다 이루어지진 않아."

"부모님이나 다른 선생님들은 열심히 하면 뭐든지 다 될 수 있고 다 할 수 있다고 하는데, 선생님은 너무 비관적이세요. 어떻게 학생한테 열심히 해도 이루어지지 않을 수 있다고 말할 수 있어요. 학생에게 희망을 줘야 하는 게 선생님 아니신가요?"

"그러게……. 내 살아온 경험으론 노력한다고 다 되는 게 아닌 것 같아. 노력하는 건 너의 자유고 의지지, 되고 안 되고는 다른 문제인 것 같아. 그런데 말이지, 누가 너에게 노력하라 그랬는데?"

"네……?"

"노력하면 왜 다 돼야 하는데?"

"네???"(어이가 없어서 정신이 반쯤 나간 상태였음.)

"Y야! 떨어질 것이 두려웠으면 외고 원서 쓰지 말았어야지. 안 되는 것이 두렵고 좌절감이 있을 것 같으면 아무것도 하지 마."

"뭐요, 실패가 무서워서 노력하지도 시도하지도 말란 말씀인가요?"

"빙고! 그냥 원하는 것이 안 되었을 뿐이지 실패는 아니잖아. 꿈을 이룰 정도의 실력과 자신감으로 외고 원서 쓴 것만으로도 네가 대단하다고 생각하지 않아? NO try NO fail, but No Success as either! 시도하지 않으면 실패도 없어, 하지만 성공도 없어. 그런데 외고는 왜 썼는데?"

"번역가가 되려고요."

"외고가 아니라도 번역가가 되는 길은 여러 가지가 있어. 대학을 그쪽 방향으로 가도 되고."

"그래도 떨어졌다는 자체가 실망스러워요."

"Y야. 전에 네가 공부하는 게 즐겁고 행복하다고 했지. 노력하고 시도하는 자체가 즐겁고 행복했으면 이미 넌 보상받은 거야. 결과야 되면 좋고, 안 되면 또 다른 방법으로 하면 되고. 앞으로 살아갈 날도 많은데, 시도했다가 안 되면 모두 실패로 볼 거니?"

Y의 입가에 약간의 미소가 조금씩 퍼지기 시작하면서 웃음이 터져 나왔습니다.

내일을 기약하지 마라

저도 한때는 주위의 시선과 사회가 정해놓은 길을 가는 것이 잘사는 거라고 착각하며 살았습니다. 그러다 말이죠, 마흔을 넘어 건강검진을 받았습니다. 정기검진을 받고 혹시 난소암일지도 모른다는 의사의 진단을 받았죠. 수술하기 한 달 전부터 지금까지 살아온 삶을 되돌아보게 되었죠. 혹시 죽을 수도 있다는 공포가 밀려왔습니다. 수술 후, 암이 아니고 종양이었다는 말에 한시름 놓았지요. 많이 아팠으면 죽었을 수도 있던 삶이었는데, 지금부터는 덤으로 얻은 거니까 이전과는 다르게 살아보자고요.

몸이 아프다는 건 지금까지 살아온 삶을 전면 재수정해야 한다는 뜻이었습니다. 몸이 아프면 그동안 중요하다고 생각했던 것들을 하나씩 놓게 되지요. 잡고 싶어도 힘이 없어 놓게 됩니다. 이제 나에게 내일은 없구나. 진지하게만 말고 여유와 유머를 가지고 웃으며 살자고요.

이런 저의 변화로 책을 읽고 글을 쓰고 연구원들과 인문학 공부를 했습니다. 나와 다른 사고에 부딪히면서 타자를 이해했으며 저 자신의 편협 되고 고정된 생각들이 얼음 깨지듯 깨졌지요. 영어를 공부하면서 사고의 폭이 넓어졌다면, 인문학을 공부하면서 이전의 나와 다른 사고를 깊이 있게 할 수 있었습니다. 운 좋게도 '인문의역학'을 접하면서 몸을 알게 되었지요.

현재 저는 중학교에서 방과 후 영어를 가르치고 있습니다. 영어라는 과목을 깊이 들여다보면, 인문, 사회, 문학, 역사, 심리, 우정, 철학, 어원 등 다양한 이야기가 나오지요. 아이들에게 그런 배경을 이야기해주고, 바라보는 관점을 다양하게 말할 기회가 많았지요. 영어를 가르치지만, 세상을 보는 관점을 입체적으로 볼 수 있도록 다양한 방향을 가리키려고 노력했습니다. 또한, 제가 배운 아주 기초적인 의역학 지식을 저와 아이들에게 적용해봤습니다. 다수 학생이 Y처럼 변한다면 금상첨화겠지만, 제가 가르친 아이 중 단 한 명이라도 관점의 변화로 삶의 전환을 가져올 수 있게 된다면 저는 그걸로 정말 감사할 뿐입니다.

제가 뭘 알아서 이 책을 쓴 것은 아닙니다. 모르기에 질문하고 탐구하면서 배운 것을 소화하고자 썼습니다. 동의보감과 관련된 장소 혹은 자주 가는 여행지를 배경으로 넣었습니다. 책 속에 등장하는 캐릭터들이 내놓은 고민은 아이들이 저에게 질문했던 것으로 몸과 관련지어서 나눈 실제 이야기들입니다.

살아있는 것은 시도하는 것이다

"나는 팔다리가 없지만 작은 닭다리 같은 드럼채가 하나 있어요. 길을 가다 보면 이렇게 넘어질 수도 있어요. 저에게 일어설 희망이 있어 보이나요? 왜냐하면, 저는 이렇게 넘어져 있고 제게는 팔도 다리도 없거든요. 제가 다시 일어서는 것은 불가능하겠죠? 하지만 그렇지 않아요. 저는 백번이라도 다시 일어나려고 시도할 거예요."

이 말은 팔다리가 없는 닉 부이치치가 한 말입니다. 사지가 없는 그는 사람들 앞에서 직접 넘어졌습니다. 팔과 다리가 없음에도 자신의 머리를 이용해 힘겹게 일어섰습니다. 순간 눈물이 핑 돌았지요. 그의 삶을 온몸으로 보여주는 감동적인 장면이었기 때문입니다.(만약 아직 못 보았다면 유튜브로 꼭 보도록 해요.) 닉 부이치치처럼 팔다리가 없어도 해맑고 즐겁게 살 수 있는 이유는 몸 안에 있는 오장육부가 건강하기 때문이라고 생각합니다. 그는 살아가는데 최소한의 머리와 몸통만으로도 건강하고 행복하게 살 수 있다는 것을 온몸으로 보여주었습니다.

사람은 팔과 다리가 없어도 살 수 있습니다. 그러나 머리가 없거나 몸통이 없이는 살 수 없습니다. 몸의 중요기관이 머리와 몸통이기 때문입니다.

우리 배에 있는 장부는 몸 중앙에 있습니다. 동양에서는 몸속에 있는 장기를 오장육부로 나눴습니다. 오장이란 간, 심장, 비, 폐, 신장입니다.

육부란 담, 소장, 위장, 대장, 방광, 그리고 삼초입니다. 우리가 먹는 음식이 배 속에 있는 장부로 들어갑니다. 그 장부들이 각자의 역할을 잘 수행하면 뼈가 자라나고 키가 큽니다. 살도 윤기가 있고 탱탱해집니다.

혹시 '몸 따로 마음 따로'라고 생각하지 않나요? 우리가 엄마 뱃속에서 태어날 때 몸을 가지고 태어납니다. 몸이 있어야 마음이 있듯이, 몸 없이는 마음이 없습니다. 살아있다는 것은 몸이 있다는 의미입니다. 죽는다는 것은 몸이 숨을 쉬지 못하고 의식이 없음을 의미합니다.

왜 하필 동의보감이냐고요? 선조가 물려주신 훌륭한 동의보감이 두껍고 어려워 한의사들만 공부하는 것으로 알고 있는데요. 하지만 동의보감에 나온 최소한의 것만 알아보면 어떨까요? 왜냐하면, 동의보감은 의학책보다는 일상에서 실천할 수 있는 몸과 마음의 건강법이기 때문입니다.

여러분과 함께 알아보는 것은 몸속의 장부와 마음의 영향입니다. 내가 행동하고 생각하는 것들이 어떻게 오장육부에 영향을 끼치는지, 혹은 나의 마음과 행동이 어떻게 오장육부에 연결되는지 함께 여행해 봐요.

우리의 삶은 이야기로 이루어졌습니다. '태초에 말씀이 있었다.'라고 쓰인 성경이나, 부처님의 말씀을 적어놓은 불경, '꼭 읽혀야 할 것'이란 뜻인 이슬람교의 경전인 코란, 그 외 다른 종교들도 이야기로 되어 있습니다. 모든 민족의 신화 또한 입으로 말로 글로 전해져왔습니다. 예를 들어, 글자가 없었던 인디언들은 할머니의 할머니, 어머니의 어머니가 그리고 자신에게로 그들의 모든 삶의 이야기를 말로 전해주었습니다. 말이 없고 글자가 없었다면 어떻게 되었을까요? 아마도 해가 없는 암흑세상과 같지 않았을까요.

지금까지 살아오면서 누군가에게 들었던 이야기들, 읽었던 책들이 내 안에서 섞이고 섞여 내 것이 되었을 것입니다. 또한, 내가 하는 말이 정말 내가 한 것인지 혹은 누군가 했거나 보았던 말을 내 입을 빌려 말하는지 모릅니다. 마찬가지로 이 책은 저의 것이 아닙니다. 말이 자신의 입 밖으로 나가는 순간 자신의 것이 아니듯이, 이 책이 제 손을 떠나면 여러분의 책입니다. 저의 책이 여러분과 만나면 여러분만의 유일한 세계와 지혜가 만들어질 것입니다. 독자 여러분의 삶에 이 책과 함께 여행할 수 있어 감사합니다.

변화경영연구소 연구원으로서 공부하고 좋은 인연을 맺게 해주신 故 구본형 스승님, 이 책을 쓸 수 있도록 아이디어를 주시고 성원해 주신 연구원 박노진 선배님, 기쁜 마음으로 감수를 해주신 서재화님, 삶의 변화와 지혜를 함께 나눈 구본형 변화경영연구소 식구들, 추천사와 서평을 써준 소중한 지인분들과 아이들, 재미있는 그림을 그려준 류준문님, 강의 들을 때마다 깨달음의 말씀을 해주신 고미숙 선생님, 의역학 강의를 해주신 안도균 선생님, 함께 공부하고 세미나를 했던 서인학당, 감이당 및 남산강학원 학인분들, 늘 지켜봐 주고 성원해준 가족들에게 깊은 감사를 드립니다. 제 원고를 선뜻 책으로 엮어주신 도서출판 스틱 임영묵 님께도 두 손 모아 감사드립니다. 이 책이 나오기까지 글로 다 할 수 없는 수많은 인연에 고개 숙여 감사하고 또 감사드립니다.

수백만 명의 촛불이 횃불 되는 '눈 내리고 꽃피는 사이'에   오미경

책 읽는 방법

십 대들이 음양오행과 장부를 연결하는 것에 대해 어려워했습니다. 그래서 요일 배치로 오행의 장부를 나눴습니다. 이 책을 읽는 십 대들은 그날에 해당하는 요일을 먼저 읽기를 추천합니다. 그날 요일 것을 다 읽었나요? 네, 다음은 읽고 싶은 페이지로 넘어가서 읽기를 권합니다.

왜냐하면, 그날의 요일에 맞게 읽으면 몸에 저장되고 삶에서 실천하게 되니까요. 예를 들어, 오늘이 수요일입니다. 수요일에 맞춰서 읽은 후, 화요일이나 목요일 부분을 읽으면 오늘 읽은 내용과 비교하는 재미가 쏠쏠할 겁니다. 1년 365일 몸에 감사함을 느끼고 시간 날 때마다 읽어 뼈와 살과 몸에 새겨지기를요.

선생님이나 부모님은 십 대들에게 요일에 맞춰 읽어주거나 함께 소리 내서 읽기를 추천해 드립니다. 북(BOOK)소리는 북(drum)소리입니다. 심장에서 뛰는 소리와 몸에서 울려 퍼지는 북(BOOK)소리는 함께 감응하여 몸속의 뼈까지 전달됩니다. 뼈는 몸을 이루는 주춧돌로서, 북(BOOK)소리는 뼈가 튼튼해지는 길입니다. 입에서 나오는 소리를 자신의 귀로 듣고 뼛속까지 저장해 보세요. 일상생활에서 실천하는 놀라운 경험을 할 수 있으니까요.

여행지에서 이 책을 들고 함께 소리 내서 읽어보는 것도 추천합니다.

오장육부를 여행지에서 어떻게 적용할 것인지는 십 대들이 더 잘 안답니다. 뜻밖에 십 대들이 소리 내서 읽는 것을 아주 즐거워하더군요. 소리 내서 읽으면 말로 스트레스를 풀어내니 가슴속의 답답함도 뻥~ 날아가고요.

　책 읽은 소리가 자신의 귀로 심장으로 뼈로 들어가 몸에 새겨지게 됩니다. 이 책이 일상의 삶에서 몸의 소중함을 알고 살아있음에 감사하는 기회가 되기를요!

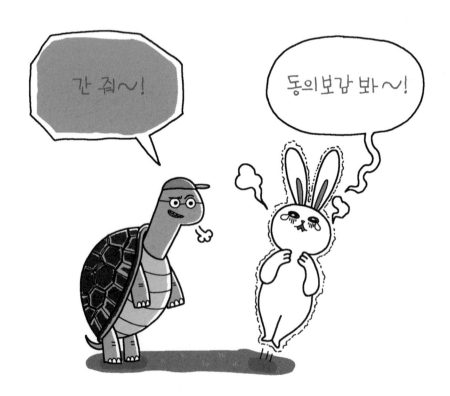

몸으로 여행하는 인문학의 의미

그리스로마신화나 성경을 보면 인간을 흙으로 빚었다는 말이 있습니다. 우리가 도자기를 굽듯이 신도 인간을 흙으로 만들어 불에 구웠다는 재 밌는 이야기가 전해지는데요. 신이 인간을 찰흙으로 잘 빚어 가마에 넣고 구웠는데, 깜빡 잠이 들었대요. 잠에서 깨어나 가마에 구워진 흙을 내어보니 까맣게 타 있었지요. 그것이 흑인종이었대요. 다시 만들어 구웠는데요. 이번에는 너무 빨리 꺼냈어요. 이것이 백인종이었고요. 이번엔 정신 차리고 시간을 잘 지켜 구웠더니 황인종이 나왔다는 이야기가 있습니다.

인간을 뜻하는 '휴먼(human)'의 어원은 습기나 물기 있는 흙으로 만든 것을 말합니다. 그래서 인간을 연구하는 학문을 '휴머니티스(humanities)'라고 하며 인문학이라 말하는데요.

우리가 공부하려는 것도 바로 몸과 인간의 마음작용과 관계된 것입니다. 몸 중에서도 오장육부와 마음작용을 이야기합니다. 오장육부가 어떻게 작용하느냐에 따라 마음이 달라집니다. 먹는 음식물로, 감정으로, 혹은 시간이나 날씨, 계절에 따라 마음이 늘 변합니다. 이렇게 변하는 사람의 마음을 공부하는 것이 인문학입니다.

인문학은 시시각각 자신의 변하는 몸과 마음에 대해 질문하는 것으로부터 시작합니다. '왜? 어떻게?'라는 질문을 꼬리에 꼬리를 물고 질문해 보세요. 자신을 이해하는 폭이 넓어지고 깊어지겠지요.

몸 따로 마음 따로는 있을 수 없습니다. 아빠의 정과 엄마의 정이 결합하여 하나의 생명이 만들어져 여러분의 소중한 몸이 생겨났습니다. 예를 들어 좋아하는 음식을 먹으면 기분이 좋아지는 것을 느낄 수 있지요. 몸속에 있는 오장육부의 작용으로 세로토닌이라는 호르몬이 발생하여 기분을 좋게 만들어주는 것입니다. 즉, 몸의 작용이 마음으로 나타납니다.

반대로 친구와 다퉜거나 부모님이나 선생님께 야단맞은 후에는 밥맛이나 입맛이 없습니다. 화나고 짜증 나고 미워하는 마음이 들면서 스트레스가 쌓일 때 아드레날린이라는 호르몬이 나옵니다. 이런 마음작용이 몸으로 나타나듯이 몸과 마음은 떼려야 뗄 수 없는 관계입니다.

몸으로 여행하는 인문학은 지식을 추구하기 위한 것이 아닙니다. 몸과 마음의 지혜를 여러분과 함께 느끼고 실천하기 위한 것입니다. 내 몸속에 있지만, 지금까지 알 수 없었던 몸속 오장육부를 재밌게 알아볼까요. 또한, 오장육부의 작용이 내 생각과 마음, 혹은 감정과 얼굴 그리고 몸으로 어떻게 나타나는지 함께 여행해봐요.

준비되었나요? 자~ 출발!

여행코스

월요일 • 음양오행을 알아보고, 허준의 동의보감 박물관에서 본 것을 이야기해봐요.

화요일 • 난타공연을 보면서 몸뿐만 아니라 마음으로 보고 듣고 느낍니다. 마음은 심장을 의미하지만, 심장은 온몸의 피로 돌아다니니까 '온몸이 심장'이라는 것을 이해해요. 몸의 모든 감각을 동원해 난타공연을 보고 느끼고 감동하는 시간을 선물합니다.

수요일 • 물의 날이니 수영장과 온천으로 가요. 첨벙첨벙하면서 물의 고마움을 느껴봐요.

목요일 • 아산 현충사로 고고(gogo)씽이요~~. 간담의 장군 이순신 사당을 참배하고 현충사를 둘러보면서 두 손 두 팔 벌려 목(木)의 기운을 맘껏 느껴봐요.

금요일 • 조령산 휴양림과 문경새재길을 사뿐사뿐 걸으면서 산책해요. 금(金)의 기운인 폐와 대장에 대해 알아보면서 하늘의 기운을 코로 폐로 힘껏 들이마시고 내쉬어봐요. 자신의 몸이 소우주고 자연임을 체험하지요. 호흡함으로써 하늘과 섞이고 방귀와 똥을 내보냄으로써 땅과 섞인다는 새로운 진실을 알게 되지요.

토요일 • 경남 산청 동의보감촌에서 허준의 순례길을 걸어요. 허준이 스승인 류의태를 해부하는 장면을 상상하면서요. 비위의 소화작용에 대해 알아보면서 산다는 것은 소화할 수 있는 능력을 키우는 것, 소화해야 자신의 몸으로 실천하고 행동할 수 있음을 체험하지요.

일요일 • 월요일부터 토요일까지 배운 것을 정리하는 시간입니다. 친구들과 서로 느낀 점에 관해 이야기하고 몸과 마음으로 들어주는 훈련을 합니다. '몸이 바로 나다.'라는 것을 머리가 아닌 가슴으로 온몸으로 느껴보는 경험을 가져봐요. 친구들과 몸에 대한 퀴즈놀이도 하면서요.

예를 들어, 눈과 혀는 목화(木火) 기운으로 어느 계절에 해당할까요?

> (답) 눈은 목이고 나무이고 새로운 시작이니까 봄이고.
>
> 혀는 화고 불이고 활활 타오르는 여름.
>
> 딩동댕~~~ 짝짝짝.

부모님이나 친구들과 서울 강서구에 위치한 허준 박물관, 혹은 경남 산청 동의보감촌으로 여행을 떠나 봐요. (매주 월요일은 휴관입니다.)

🌳

등장인물 소개

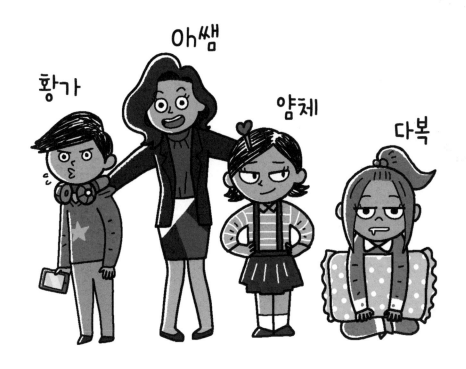

황가   Oh쌤   얌체   다복

 Oh쌤 • 십 대들 눈높이에 맞춰 몸 안의 오장육부가 어떻게 우리 마음과 정신에 영향을 주는지 쉽게 풀어 이야기합니다. 신기한 이야기 주머니를 하나씩 풀면서 십 대들과 '몸으로 여행하는 인문학'을 나눕니다.

 황가 • 중학교 1학년 남학생. 호기심 많고 말할 때마다 재치가 있습니다. 유머를 좋아하며 친구들 이야기를 잘 들어주어서 친구가 많으며 인기짱 입니다. 스마트폰으로 게임을 즐기며 가끔 침을 뱉고 다리를 자주 떱니다.

얌체 • 초등 6학년 여학생. 요리를 즐기며 떡볶이, 어묵, 팝콘, 오므라이스, 비빔밥, 어묵국수 등을 만들어 가족들의 배를 달래주는 마법의 손을 가지고 있습니다. 표시 나는 것만 하고 표시 안 나고 하기 싫은 것을 언니에게 미루는 얌체입니다. 친구와의 갈등문제로 소화가 잘 안 됩니다.

 대박 • 초등 5학년 여학생, 게임과 퍼즐 맞추기, 그림 그리기를 좋아합니다. 늦게 자고 늦게 일어나다가 학교에 지각, 자신의 지각습관을 돌아보는 기회를 가집니다. 몸 움직이는 것을 귀찮아하는 귀차니즘이 있습니다.

이 세 아이는 인문의역학(인문학, 몸과 음양오행사상)을 배우는 십 대들입니다. 여러분(또는 자녀)과 같은 나이 또래이니 아바타라고 생각해 보세요. 이들이 놀고 질문하고 웃고 장난하는 모습은 바로 여러분이며 이들의 고민이나 행동은 여러분이 지금 하는 모습 그대로일 겁니다.

Oh쌤과 십 대들은 한 달에 한 번 만나 몸으로 여행하는 인문학을 공부합니다. 그들이 펼치는 이야기에 여러분도 함께 여행해 볼까요.

일러두기

1. 허준의 『동의보감』은 총 5편 106문으로 구성되어 있습니다. '오장육부'
   와 관련해서는 국역문인 『신증보 대역 동의보감』(동의문헌연구실 옮김, 이
   남구 책임감수, 법인문화사, 2012년)에서 인용했으며, 이를 지본으로 삼았습
   니다. 이 경우, 편의상 실선 및 주석으로 표시했습니다.

   (예시) 심장은 아직 피어나지 않은 연꽃 모양

2. '오행'과 관련해서는 『기초한의학』(전통의학연구소 배병철, 성보사,
   1997년)과 『한의학입문 : 만화로 읽는 중국전통문화총서』(청홍, 주춘재
   글/그림, 정창현, 백유상, 장우창 옮김, 2007년)에서 인용했으며, 이를 지본
   으로 삼았습니다. 이 경우, 편의상 점선으로 표시했습니다.

   (예시) 불은 무성하게 발산하는 힘이고 성장입니다.

3. 『동의보감』과 『기초한의학』을 제외한 다른 서지에서 인용한 경우,
   해당 서지가 끝나는 곳에 서명, 쪽수, 지은이, 출판사, 출판연도를
   밝혔습니다.

   (예시) 『정민 선생님이 들려주는 고전독서법』, 70~71쪽, 정민, 진경문고, 2012년

4. 서지가 아닌 강의에서 인용한 경우에는 글 다음에 ( )로 표시하였습니다.

   (예시) 심장에 있는 털은 대답하고 반응하는 것입니다.(안도균)

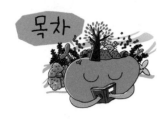

목차

두 손바닥을 뜨겁게 비벼 눈을
눌러주면 눈이 좋아진다. —동의보감

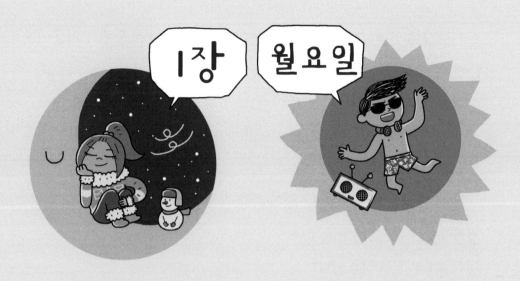

몸이 자연이고
소우주라고요?

사람은 소우주다

동의보감에 '사람은 소우주'라고 했습니다. 말 그대로 우주의 기운이 사람 몸에 고스란히 담겨있습니다. 세상의 기운이 사람의 몸을 이루고, 그 기운이 몸과 연결되었다는 뜻이지요. 우리 몸이 어떻게 우주의 기운을 닮았는지 소리 내서 낭랑하게 읽어볼까요.

"하늘과 땅 모든 만물 가운데 사람이 가장 귀하다.

머리가 둥근 것은 하늘을 닮았다.

발이 네모난 것은 땅을 닮았다.

하늘에 봄, 여름, 가을, 겨울 4계절이 있듯이 사람에게는 두 팔과 두 다리인 사지가 있다.

하늘에 목화토금수 오행이 있듯이 사람에게는 간심비폐신 오장이 있다.

하늘에 동서남북상하 여섯 개 방향이 있듯이 사람에게는 담, 소장, 위장, 대장, 방광, 삼초인 육부가 있다.

하늘에 8개 방향에서 불어오는 바람이 있듯이, 사람에게는 8개의 관절이 있다.

하늘에 9개의 별이 있듯이 사람에게는 9개의 구멍이 있다.

하늘에 12시가 있듯이 사람에게는 12개의 경맥이 있다.

하늘에 24절기가 있듯이 사람에게는 24개의 혈자리가 있다.

하늘에 365도가 있듯이 사람에게는 365개의 마디가 있다.

하늘에 해와 달이 있듯이 사람에게는 두 눈이 있다.

하늘에 밤과 낮이 있듯이 사람도 잘 때와 깰 때가 있다.

하늘에 천둥과 번개가 있듯이 사람에게는 기쁨과 분노가 있다.

하늘에 비와 이슬이 있듯이 사람에게는 눈물과 콧물이 있다.

하늘에 음양이 있듯이 사람에게는 차가움과 열기가 있다.

땅에 샘물이 있듯이 사람에게는 혈맥이 있다.

땅에 풀과 나무가 자라나듯 사람에게는 털과 머리카락이 있다.

땅속에 쇠붙이와 바위가 묻혀 있듯이 사람에게는 치아가 있다.

이 모두는 땅, 물, 불, 바람의 네 가지와 인예신의지의 다섯 가지 덕을 본

받아 그것을 빌려 합하여 잠시 형체를 이룬 것이다."

(내경편, 신형장부도)

어때요? 정말 신기하지 않나요? 둥근 머리가 하늘을 닮고 네모난 발은 땅을 닮았다고요?

봄, 여름, 가을, 겨울, 사계절이 몸의 두 팔과 두 다리의 네 개와 같다고요? 해와 달은 우리 두 눈을 뜻하고 우리가 잘 때는 밤이고, 눈을 떠서 활동할 때는 낮을 뜻하네요. 하늘의 음양은 우리 몸이 뜨거울 때 열나는 것과 추울 때 움츠러드는 차가움을 뜻하고요. 땅에서 자라는 풀과 나무는 우리 몸에서 매일 자라는 털과 머리카락과 같네요.

하늘에 9개의 별은요? 북두칠성 일곱 개와 삼태성인 세 개를 합하면 아홉 개이고요.

사람에게 9개의 구멍이 있다고 했는데요. 함께 세어볼까요. 눈 2개, 콧구멍 2개, 귓구멍 2개, 입 하나, 오줌과 똥이 나오는 곳이 각각 하나니까 9개 맞네요. 그런데 여성은 생리도 하고 아이가 나오는 구멍이 하나 더 있어서 10개입니다.

머리는 하늘을 향해 자라나고 발은 늘 땅에 붙이고 살아가면서도 이런 우주와 자연의 원리가 숨어 있었다니 재미있네요. 우리 몸에 우주의 모든 원리가 들어있었네요. 또한, 하늘, 별, 바람, 계절, 절기, 해와 달, 밤과 낮이 우리 몸속에 같은 숫자로 존재하는 것도 신기하지요?

특히 자연의 목화토금수 오행의 원리가 몸속의 간심비폐신의 오장과 같은 원리로 있고요. 동서남북상하의 방향이 몸속의 담, 소장, 위장, 대장, 방광, 삼초인 여섯 개와 같은 원리라니요.

밤과 낮이 조금씩 변하면서 해와 달이 변하고, 바람이 변하면서 계절도 차츰차츰 변합니다.

어제의 하늘과 오늘의 하늘은 같은 것 같지만, 똑같지 않고요. 어젯밤에 떴던 달과 오늘 밤에 뜨는 달은 조금씩 다르지요. 어제 피웠던 꽃의 모습과 오늘 보는 꽃의 모습은 분명 조금씩 달라져 있을 겁니다.

이렇듯 우주의 만물이 늘 변하듯이 우리 몸과 마음은 시간이 지남에 따라 변합니다. 우주의 살아있는 모든 생물은 태어나고 자라고 나이 들어 죽어가는 과정(생로병사)을 밟아가지요. 이것이 자연이고 우주의 이치입니다. '자연스럽다.'라는 말은 자연처럼 변화하면서 살아간다는 의미지요. 자연과 몸이 따로 떨어져 있는 것이 아니라 우리 몸 자체가 자연 일부이기 때문입니다. 그래서 우리 몸도 자연을 닮았으며, 우주의 모든 원리가 우리 몸속에 있기 때문에 사람을 소우주라고 합니다.

음양이 뭘까?

Oh쌤   오늘은 무슨 요일인가요?

십 대들   월요일이요.

Oh쌤   네. 월요일입니다. 이 책을 읽고 있는 친구들은 무슨 요일인지 확인해 보세요. 요일은 모두 몇 개인가요?

십 대들   일곱 개요.

Oh쌤   그럼, 다 같이 말해볼까요?

십 대들   월요일, 화요일, 수요일, 목요일, 금요일, 토요일, 일요일.

Oh쌤   요일은 외우지 않아도 금방 알 수 있지요. 여러분이 가장 좋아하는 요일은?

십 대들   토요일, 일요일이요~.

Oh쌤	왜요?
다복	그야 학교 안 가니까요.
얌체	늦잠도 실컷 자고요.
황가	스마트폰으로 게임도 맘대로 하고요, 숙제 안 해도 되고요. 학교나 학원 안 가도 되니까요.
Oh쌤	학교 안 가고 늦잠도 실컷 자고 게임도 맘대로 하고요. 여러분 하고 싶은 대로 노는 날이 토요일, 일요일 맞네요. 월요일 첫 번째 시간인데요. 음양오행에 관해 이야기해 볼까요?

태양이 비치는 곳을 '양(陽)'이라 합니다. 양은 '언덕 부(阝)'와 '햇볕 양(昜)' 자가 합쳐진 글자입니다. '양(昜)'은 해(日)가 땅 위로(一) 막 떠오를 때 햇살이 펼쳐지는 모양(勿)을 표현한 것입니다. 햇빛이 드는 곳이니까 양은 밝고 따뜻하겠지요.

반대로 '음(陰)'은 태양이 비치지 않고 그늘진 곳입니다. 음은 '언덕 부(阝)'와 '그늘 음(솔)'이 합쳐진 것입니다. 햇빛이 비치지 않으니까 어둡고 차갑겠지요.

이렇게 태양이 비치지 않는 곳과 비치는 곳으로 나누어 음양이라 합니다. 우리가 사용하는 월요일, 일요일도 음양의 원리를 이용한 것입니다.

일요일에 사용한 한자어를 보면 해(日)를 뜻합니다. 하늘의 태양입니다. 태양은 새벽을 지나 아침에 떠서 석양에 지지요. 영어에서 일요일을

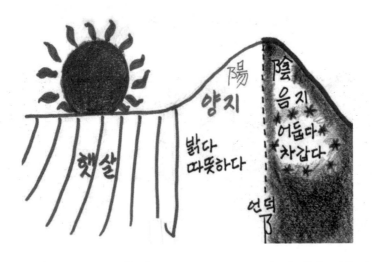

▲ 양은 태양이 떠오르며 햇살이 비치고, 음은 그늘진 곳을 말합니다.

'선데이(Sunday)'라 부르며 'day of the SUN'으로 '해의 날'이라 합니다.

월요일에 사용한 한자어는 달(月)을 뜻합니다. 영어에서 월요일은 '먼데이(Monday)'라 하며, 'day of the Moon'으로 '달의 날'이라고 부릅니다. 달은 밤에 뜨지요.

해가 비치는 곳은 밝은 곳이며 양지입니다. 해가 비치지 않는 곳은 그늘지며 음지입니다. 태양과 달, 즉 일월(日月)을 양과 음으로 보면 됩니다. 태양에 속하는 특성이 양입니다. 달에 속하는 특성이 음입니다.

그리스로마신화에 보면, 태양의 신은 아폴론이며 남자입니다. 달의 신 아르테미스는 여자입니다. 둘은 오빠, 여동생으로 남매지요. 우리나라 전래동화에도 나와요. 엄마가 나간 사이 호랑이가 남매를 잡아먹으려 하자, 남매는 나무 위로 올라갔습니다. 하늘에서 동아줄이 내려와 오

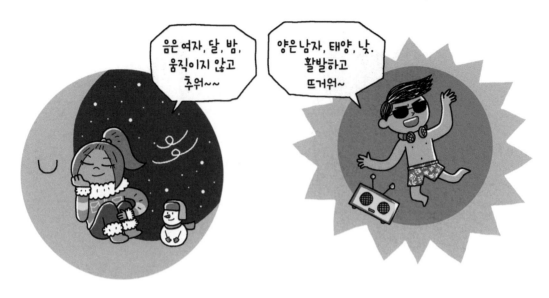

▲ 음양에 관해 이야기하는 다복과 황가

빠는 해님이, 여동생은 달님이 되었지요. 이렇듯 태양은 남자, 달은 여자를 상징합니다.

태양의 특성을 말해볼까요? 해가 비치니까 낮이다, 따뜻하다, 밝다, 활발하다 등이 있겠지요. 달의 특성을 말해볼까요? 밤이다, 차갑다, 어둡다, 활발하지 않다 등이 있습니다.

음양의 예를 들어볼까요? 땅과 하늘, 여자와 남자, 달과 태양, 밤과 낮, 어둡고 밝다, 가을겨울과 봄여름, 수동적이고 적극적이다, 안쪽과 바깥쪽, 식물과 동물, 손바닥과 손등 등등 응용할 수 있겠지요.

동양철학의 기본사상으로 자연이 변하듯이 음양은 고정된 것이 아니라 시간의 흐름과 상황에 따라 변합니다. 양이 음이 되고, 음이 양이 되기도 하지요.

　　월요일과 일요일을 음양으로 비유했습니다. 일요일과 월요일을 빼면 화·수·목·금·토요일 다섯 개가 남는데요. 각각의 요일에 맞춰 오장과 육부를 알아볼 겁니다.

　　동양에서 본 오장육부는 해부학적 장기를 말하는 것이 아닙니다. 그 장부와 연관된 기능적인 면을 말합니다. 예를 들어 '마음이 아파'라는 말을 했을 때, 현대의학에서는 심장으로 보면 혈액이상으로 볼 수 있죠. 하지만 동양에서 말하는 심장은 정신활동과 감정을 조절하는 기능으로 보았습니다. 다시 말하면, 심장은 화의 성질에 속하는데요. 이 성질을 가진 심장이 신체적, 정신적으로 아프다는 뜻입니다.

　　또 한 가지 예를 들면, 발표할 때 떨리는 사람은 우황청심환을 먹죠. 우황청심환은 마음이 불안하고 안정이 되지 않는 사람이 사용하는데요. 이는 심장에서 화 기운이 높아져서 심장의 화를 내려 불안한 마음을 안정시키는 역할을 합니다. 이처럼 동양에서 본 오장육부는 마음과 관련된 정신과 감정을 함께 보는 것입니다.

　　자~~ 떠나볼까요?

🐯 허준과 동의보감

"나라를 다스리는 어진 재상이 되지 못할 바에는 사람과 병을 다스리는
명의가 되겠다."

허준이 의원이 되기로 결심하면서 한 말입니다.

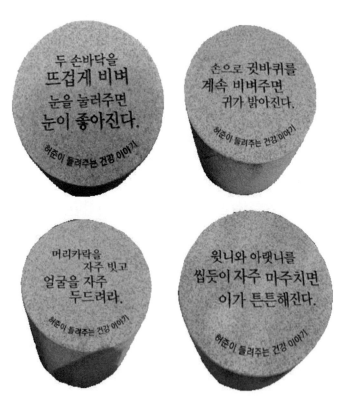

두 손바닥을
뜨겁게 비벼
눈을 눌러주면
눈이 좋아진다.
허준이 들려주는 건강 이야기

손으로 귓바퀴를
계속 비벼주면
귀가 밝아진다.
허준이 들려주는 건강 이야기

머리카락을
자주 빗고
얼굴을 자주
두드려라.
허준이 들려주는 건강 이야기

윗니와 아랫니를
씹듯이 자주 마주치면
이가 튼튼해진다.
허준이 들려주는 건강 이야기

▲ 허준이 들려주는 건강 이야기

Oh쌤과 세 명의 십 대들은 일요일에 서울 강서구에 있는 허준 박물관을 찾았습니다. 동의보감의 저자인 허준 선생님을 만나기 위해서입니다. 매주 월요일은 휴관일입니다.

허준거리에는 '허준이 들려주는 건강 이야기'가 새겨진 문구가 있습니다. 빙 둘러서 글귀를 소리 내어 읽습니다.

"두 손바닥을 뜨겁게 비벼 눈을 눌러주면 눈이 좋아진다."

이 말대로 네 사람은 손에 불이 나도록 비벼 뜨거운 두 손을 눈에 갖다 댑니다. 조금 시원해지는 느낌인데요. 다시 손바닥을 세게 빠르게 비벼 봅니다. 손에서 닭똥 냄새 같은 게 나네요. 이번에는 두 손을 비벼 상대방 얼굴에 갖다 댑니다.

어떠냐고요? 음~ 눈이 맑아지는 기분입니다.

허준거리에 있는 허준 선생님의 행로를 읽습니다. 허준 선생님과 의녀가 있는 포토존에 도착했습니다. 황가는 책을 들고 빨간 관복을 입은 허준 선생이 되고, 얌체와 다복은 약 상자를 든 의녀가 되어 사진을 찍습니다.

드디어 허준 박물관에 도착했습니다.

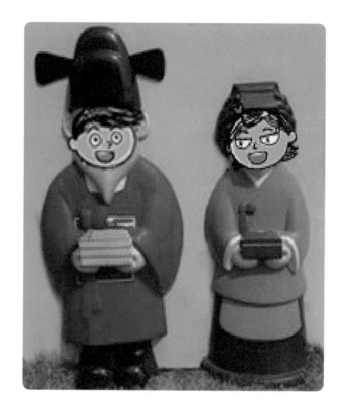

▲ 허준이 된 황가와 의녀가 된 얍체

Oh쌤   우리는 지금 어디에 와 있나요?

십 대들   허준 박물관이요.

Oh쌤   허준 선생님이 지으신 책이 뭔가요?

십 대들   동의보감이요.

Oh쌤   허준 선생님이 지금 뭐하고 계시나요?

십 대들   방 안에 약초를 널어놓고 동의보감을 쓰고 있어요.

Oh쌤	동의보감은 무슨 책인가요?
다복	한의사들이 보는 책이요.
얌체	한자로 기록된 책이요.
황가	우리나라 보물이고 유네스코에 올라간 책이요.
Oh쌤	와~ 여러분 잘 알고 있네요. 허준 선생님과 동의보감에 대해 알아볼까요?

오래된 역사를 거슬러 허준 선생님을 만날 수 있는 것은 동의보감 덕분입니다.

동의보감은 왜 나왔을까요?

동의보감이 나오게 된 역사적 배경을 알아볼까요. 1592년 임진왜란이 일어나 일본인들이 조선 전국을 누비며 백성을 죽이고 다치게 했습니다. 병이 나고 다쳐도 마땅히 치료방법이 별로 없어 백성들은 고통을 당했습니다. 이에 1596년 선조는 어의(의사)였던 허준에게 의서 편찬을 지시했습니다. 선조는 당시에 마구잡이로 쏟아져 나온 명나라 의학서가 의학의 본질을 담고 있지 못하다고 하여, 새로 편찬할 책의 성격까지 말했습니다.

"첫째, 사람의 질병은 모두 몸을 보살피고 병을 다스리는 방법이나 건강

관리의 잘못에서 생기는 것이니, 수양을 우선으로 하고 약물치료는 다음으로 할 수 있는 것으로 한다. 둘째, 여러 의서가 너무 많고 복잡하니 그 요점을 고르는 데 힘써야 한다. 셋째, 시골 오지에서는 치료할 의사와 약이 없어 빨리 죽는 사람이 많다. 우리나라에서는 약재가 많이 나지만 사람들이 그것을 잘 알지 못하니 종류별로 나누고 일반인들이 부르는 이름을 함께 적어 누구나 알아보기 쉽게 해야 한다."

처음에 허준은 양예수, 김응탁, 이명원, 정작, 정예남 등과 함께 의서 작업팀을 구성하였습니다. 그러나 1597년 8월에 일본군이 또 조선을 쳐들어왔죠. 이를 정유재란이라 부릅니다. 이때 이순신이 12척의 배로 일본군을 무찌른 해전, 명량대첩을 영화화한 〈명량〉이 바로 이 시기의 활약상에 관한 내용입니다.

이 정유재란으로 동의보감 작업팀이 없어졌고, 1608년 선조가 세상을 떠나면서 당쟁의 소용돌이에 휘말린 허준은 의주로 유배를 떠나게 되었습니다. 남들이 보기에 유배를 떠난 것이 불행이라고 생각할 수 있지만, 허준에게는 더할 나위 없이 좋은 기회였습니다. 10여 년이 넘도록 완성할 수 없었던 동의보감을, 아무도 찾아오지 않는 고요한 유배지에서 바람과 붓과 종이를 벗 삼아 오로지 동의보감 쓰는 일에만 몰두할 수 있었기 때문입니다.

이곳에서 허준은 그의 집념을 불태워 1년 8개월 만에 동의보감을 완성(1610년)하였습니다. 그의 나이 72세였습니다. 5년 뒤에 허준은 77세 (1615년)의 나이로 세상을 떠났습니다.

동의보감은 중국의서와 한국의서 189종류를 편집한 의서입니다. 쉽게 풀이하면, 당시에 있었던 모든 의서를 모아서 (중국 의학서인 황제내경과 영추 등, 국내 의서 의방유취, 향약집성방 등) 우리에게 필요한 것만을 골라 편집한 요약서라고 볼 수 있지요. 그래서 동의보감은 양생법은 물론이요 웬만한 병과 치료법을 모두 담고 있습니다.

동의보감은 책의 구성과 편집방식이 뛰어납니다. 왜냐하면, 당시 최고 의학지식을 바탕으로 가장 적합한 내용을 가려 뽑아 일일이 출전근거를 밝혀두었기 때문입니다.

동의보감의 책 구성을 보면 목차가 2권, 내경과 외형편 각각 4권, 잡병편 11권, 탕액편 3권, 침구편 1권으로 총 25권 25책으로 되어 있습니다.

내경편은 정기신, 오장육부의 구성원리와 관련 질병입니다. 우리는 오장육부가 무엇이며, 음양오행과 어떻게 연결되었는지를 배울 겁니다.

외형편은 머리, 얼굴, 눈, 코, 입, 귀, 치아, 인후, 목, 가슴의 구성원리와 관련 질병을 다루었고요. 잡병편은 어린이들과 여인들, 기타 질병을 말했으며, 탕액편은 약초를 바탕으로 약을 만드는 방법이며, 침구편은 침을 다루었습니다.

동의보감은 병증을 모아 치료법을 찾아가는 방법을 가르쳐주고 있습

今是書披卷一覽 吉凶輕重 皎如明鏡 故遂以
東醫寶鑑名之者 慕古人之遺意云

지금 이 책을 한 번 펼쳐 보면 병의 길흉과 경중이 맑은 거울처럼
환하게 드러날 것이다. 그러므로 마침내 『동의보감』이라고 이름을
붙였으니 이것은 바로 옛사람이 남긴 뜻을 흠모하기 때문이다.

『동의보감』, 「집례集例」 中에서

▲ 동의보감의 의미

니다. 동의보감 완성 3년 후인 1613년 내의원에서 책을 펴내, 일반인들
이 볼 수 있었습니다.

동의보감은 백성을 사랑하는 마음으로 예방의학 사상을 실천적으로
보여주었는데요. 이는 당시 어느 나라보다 선진적 의학사상이 깃들어
있습니다.

동의보감이 그 당시에 얼마나 인기 있었는지를 보여주는 예는 많
습니다. 중국 사신들이 조선에 오면 동의보감은 필수 구입도서였고요.
중국에 간 조선 사신들은 북경의 서점에 꽂힌 중국판 『동의보감』을 볼
수 있었습니다. 즉, 동의보감은 중국에서 현대판 베스트셀러이자 꾸준
히 팔리는 스테디셀러였습니다.

또한, 1995년 중국 국가주석 장쩌민이 한국을 방문해 국회연설을 했는데요. 그는 한중 우호관계의 역사적 증거물로 동의보감을 예로 들면서 이런 말을 했습니다.

"17세기에 편집된 동의보감도 중국과 한국의 문화교류사에서 미담으로 전해지고 있다."

17세기 일본에서는 전염병이 돌아 8만여 명이 죽었습니다. 이에 일본은 국가주도로 동의보감을 간행해 일본의학의 표준으로 삼았습니다.

동의보감이란 무슨 의미일까요?

우리나라는 동방에 있으나, 의약의 도가 오래도록 이어져 내려왔습니다. 중국의 넓은 국토로 인해 기후와 음식이 다르고 사람의 체질과 질병의 치료법도 다르므로 '동쪽의 의학'이라는 뜻으로 '동의(東醫)'라 했습니다. '동의'라는 것은 중국의학에 있는 북쪽의 의술인 북의(北醫), 남쪽의 의술인 남의(南醫)와 동등한 의학을 말합니다. '우리 의학이 중국에 속하지 않는다.'라고 독립선언 한 셈이지요.

'감(鑑)'이란 거울이란 뜻입니다. 이는 세상 만물을 밝게 비추어 그 형체를 조금도 숨길 수 없다는 뜻입니다.

따라서 동의보감이란 '동쪽 의학의 내용을 모두 담고 있는 보배로운 거울'이란 의미입니다.

'동의보감은 그 내용이 독특하고 귀중하며 오늘날에도 사용되고 있으므로 동아시아의 중요한 유산으로 세계 의학사에 크게 이바지한 것으로 볼 수 있다.'라는 평을 받아 2009년 유네스코 세계기록유산에 올랐습니다.

유네스코 세계기록유산이란 귀중한 기록물을 보존·활용하기 위해 선정하는 문화유산으로 '동의보감'이 그만큼 인류에게 가치 있는 자료

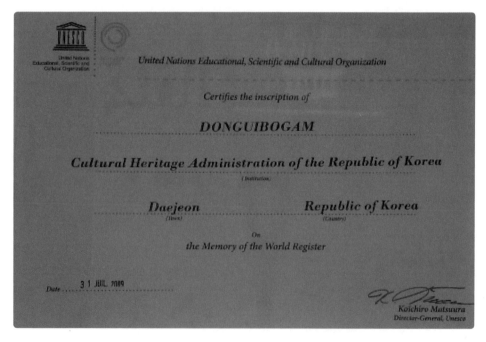

▲ 동의보감이 유네스코 세계기록유산에 올랐다는 증명서

라는 뜻이지요.

허준 선생님은 질병에 고통받는 백성들을 향한 끝없는 사랑을 실천한 의로운 의사였습니다. 의로운 의사의 성인이라는 뜻으로 '동양의학의 의성'으로 불립니다. 병들기 전에 몸과 마음을 다스려야 한다는 예방 의학을 강조했습니다. 전쟁 후 많은 백성들이 질병으로 고통을 당했었죠.

동의보감은 그 시대적 상황에서, 건강의 개념을 알고, 백성들 스스로 몸을 돌볼 수 있도록 몸과 마음의 양생과 수양법을 보여준 책이라 할 수 있습니다. 즉, 자신의 몸을 스스로 고칠 수 있는 예방의학이자 몸을 수양하는 책입니다.

허준거리 벽면에 새겨진 허준 선생님은 누워있는 환자 머리에 손을 대고 있는데요. 그 옆에 글귀가 있습니다. 동의보감에 나온 구절입니다. 소리 내서 함께 읽어볼까요?

"옛날 뛰어난 의원은 사람의 마음을 잘 다스려서 미리 병이 나지 않도록 하였는데, 지금의 의원은 사람의 병만 다스리고 사람의 마음을 다스릴 줄 모른다. 이것은 근본을 모르고 끝을 좇으며 원천을 캐지 않고 지류(가지나 잔가지)만 찾는 것이니, 병 낫기를 구하는 것이 어리석지 않은가."

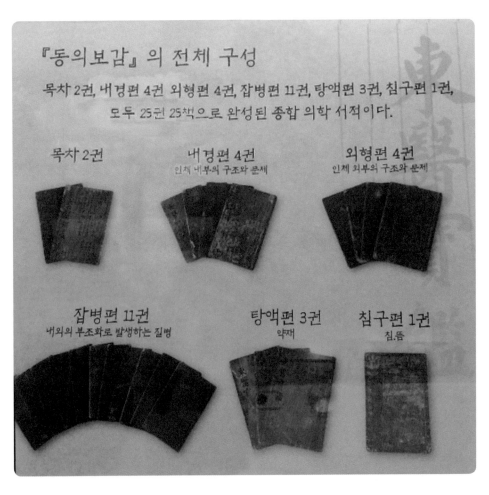

『동의보감』의 전체 구성

목차 2권, 내경편 4권 외형편 4권, 잡병편 11권, 탕액편 3권, 침구편 1권, 모두 25권 25책으로 완성된 종합 의학 서적이다.

목차 2권

내경편 4권
인체 내부의 구조와 문제

외형편 4권
인체 외부의 구조와 문제

잡병편 11권
내외의 부조화로 발생하는 질병

탕액편 3권
약재

침구편 1권
침.뜸

▲ 동의보감은 25권 25책으로 완성되었습니다.

허준 선생님이 뭐라고 하셨나요? 사람의 마음을 다스릴 줄 모르면 병이 난다고 하네요. 병은 마음에서 비롯된 것이라고 볼 수 있는데요. 마음을 다스리지 않고 병만 다스리면 어떻다고요? 겉에 난 상처는 치료할 수 있지만, 근본을 치료하지 못하니 병이 나을 수 없다고 말합니다.

예를 들어, 학교 가기 싫어서 머리나 배가 자주 아픈 친구가 있어요. 그 친구는 학교 가기 싫은 마음 때문에 정말로 배가 아프거나 어지럽거나 머리가 아픈 경우입니다. 이때는 이 친구가 '왜 학교에 가기 싫은가?'에 대한 이유를 알고 마음을 치료하면 배나 머리 아픈 것이 사라지지요. 이렇듯 병은 마음에서 비롯된 것입니다. 마음이 아프니까 몸으로 나타납니다. 몸이 "아! 나 아파."라고 말하는 것이 병입니다.

동의보감은 우리 몸을 돌아보게 하는 책입니다. 내가 먹고 움직이고 생각하고 행동하는 모든 것을 돌아보게 하지요.

오늘은 음양과 허준 선생님의 동의보감에 대해 알아봤는데요. 즐거웠나요? 음양의 원리가 월요일, 일요일에 있었다는 것을 처음 알았다고 말하는 친구가 있는데요. 세상은 이처럼 자신이 아는 만큼 보입니다. 지식을 잘 소화하고 자신의 것으로 만들어 몸에 새기면 지혜가 됩니다.

인생에서 큰 기쁨은 당신은 못해
낸다고 세상이 말한 것을 당신이
해냈을 때다.

　　　　　　　　　　　　　—루스벨트

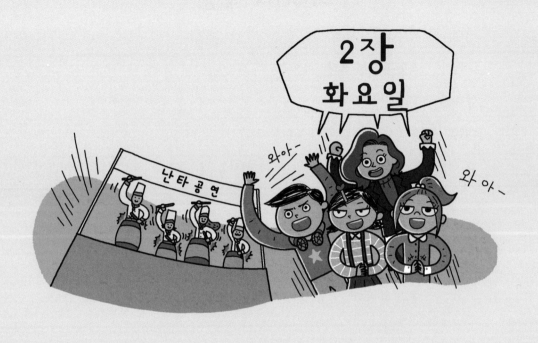

불(火)의 장부 : 다 보고 다 듣는
심장과 분별하는 소장

화(火)의 특성

Oh쌤   오늘은 무슨 요일일까요?

십 대들   화요일이요.

Oh쌤   화요일 노래 다 같이 불러볼까요?

십 대들   화요일 화요일. 불의 날, 예의 지키는 날, 화(火)는 뜨거워, 뜨거우면 열
        나, 열나 더우면 여름, 여름엔 남쪽과 쓴맛. 불은 빨강, 빨강은 심장과
        소장, 피와 혈맥이고요. 얼굴은 혀, 감정은 기쁨, 화생토, 화극금.

Oh쌤   네, 화요일입니다. 화요일은 불 화(火) 자를 쓰지요. 화요일에는 화의 기
        운과 화에 해당하는 장부에 대해 알아볼까요?

화(火)는 불의 성질을 닮은 기운입니다. 불에서 화의 특성을 관찰했
지요. 불을 상상해 보세요. 어디로 뻗을지 모르게 여기저기 무질서하게
흩어지지 않습니까? 산에 불이 났다든가 혹은 영화에서 불난 장면을 본
적이 있나요? 그때 '불은 어디든지 흩어지고 끊임없이 자신을 태우고
밖으로 향하는 기운, 즉 무성하게 발산하는 힘이고 성장(長)'입니다.

불은 빨간색이며, 빨간색은 화를 상징하는 색상입니다. 화는 여름이
면서 남쪽을 가리킵니다.
불의 대표적인 기운으로 여름을 나타내지요. 여름에는 태양이 너무

뜨겁습니다. 땀이 뻘뻘 나고 시원한 아이스크림이 생각나지요. 여름은 봄에 싹을 틔웠던 새싹들이 무성하게 자라납니다. 봄에 무언가를 시작했다면 여름은 무성하게 자라고 발전시키는 일을 합니다.

여름은 영어로 'summer'입니다. 고대 인도유럽어에서 'su'는 '뜨거운(hot)'이라는 뜻인데요. '핫(hot)'은 열, 더위를 뜻하지요. 태양은 뜨거운 것이라는 'sun'에서 왔어요. 태양 빛이 쨍쨍 내리쬐는 날이 계속 더해지는 여름입니다. 햇빛 비치는 날을 '써니(sunny)'라고 하지요.

'히트(heat)'도 '핫(hot)'에서 왔어요. '열, 뜨거운' 뜻으로, 겨울에 사용하는 난방기구를 '히터(heater)'라고 부르는 이유입니다.

남쪽을 뜻하는 '싸우스(south)'도 '뜨거운(sou)'과 '상태나 과정(th)'이 결합하여 '따뜻한 상태'인 남쪽이나 남부지방으로 쓰였습니다. 그래서

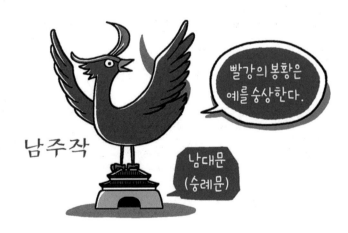

남주작

빨강의 봉황은 예를 숭상한다.

남대문 (숭례문)

▲ 화는 빨강이며 남쪽을 지키는 남주작입니다. 예를 숭상하는 마음이 숭례문에 담겨있습니다.

남쪽은 따뜻하고 뜨거운 지방이라는 뜻이겠지요.

고구려의 사신도 그림을 보면 동서남북에 따라 각각 다른 그림이 있습니다. 동청룡, 서백호, 남주작, 북현무로 되어 있습니다. 이 중에서 여름에 남쪽을 지키는 신령이 '남주작(南朱雀)'입니다. 남주작은 빨간 봉황을 뜻하며, 새들 중의 왕이며, 불을 다스리는 신성한 새라고 전해옵니다.

여름은 만물이 화려하게 꽃피는 계절입니다. 무성함이 지나치지 않

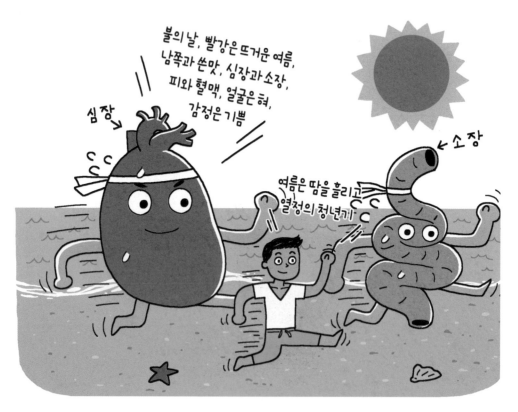

▲ 화는 불이며 빨강, 여름이며 남쪽이며 청년기입니다. 불의 장부는 심장과 소장입니다.

게 여름에는 예의를 지키라고 경계했습니다. 예의에 대한 마음은 남대문에도 담겨있지요. 남대문의 원래 이름은 '숭례문(崇禮門)'으로 '예를 숭상하는 문'이라는 뜻입니다. 불의 기운을 뜻하는 여름은 타올라 퍼지는 것, 성장, 뜨거움, 열정 등을 뜻합니다. 우리 삶에서 볼 때 여름은 20대 초반부터 마흔까지로 청년기에 해당한다고 볼 수 있습니다.

화에 해당하는 장부는 심장과 소장입니다.

온몸이 심장이라고요?

십 대들과 Oh쌤은 더운 여름날 아산 신정호로 연꽃구경을 갔습니다. 다복이가 연꽃을 보며 말합니다.

다복	우와~~ 연꽃이다. 어! 연잎 위에 있는 동그란 솜몽통이 같은 건 뭐지?
얌체	바보! 저게 피어서 연꽃이 되는 거야.
Oh쌤	얌체 말이 맞아. 저 솜몽통이 같은 것이 자라면 연꽃이 되는 거야. 그리고 우리 몸에도 저 연꽃하고 닮은 장기가 있지. 어딘지 아니?
다복	어디요?
Oh쌤	심장이야.

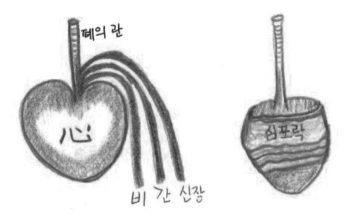

▲ 심장이 온몸에 피를 보내줍니다. 심장을 둘러싼 심포락

동의보감에 '심장은 아직 피어나지 않은 연꽃 모양'이라고 되어 있습니다. 지혜로운 선조들은 자연과 사람의 오장육부를 비교하였지요. 심장의 위는 크고, 아래는 뾰족하지요. 심장은 폐 아래와 간 위에 있습니다. 심장은 중요한 장기이기 때문에 갈비뼈가 보호하고 있습니다.

심장은 무슨 일을 할까요?

심장은 활활 타오르는 불의 기운입니다. 그래서 심장은 용암처럼 뜨거운 피를 용솟음시켜 온몸의 구석구석을 찾아갑니다. 피 안에는 우리가 먹은 음식물의 영양분과 산소를 싣고 다닙니다. 그런 피를 손가락이나 발가락 끝까지 찾아가서 나눠 줍니다. 그렇게 찾아가는 피의 줄기가 무려 51억 개라고 합니다. 어마어마하지 않나요?

세계인구가 현재 2016년 기준으로 73억 7천 명인데요. 22억 7천이 적은 51억 가닥에 심장이 피를 보내주고 있지요. 심장이 펌프질하면서 우리 온몸에 피를 보내고 있어요. 지금 이 순간에도 말이죠. 1분당 평균 60~72회 정도 펌프질하는데요. 만일 75세까지 산다면 심장은 30억 회 이상 뛰게 됩니다.

심장에서 잠시라도 뇌나 발가락, 손가락 끝까지 피가 가지 않으면 그곳은 죽을 수 있습니다. 그래서 히말라야나 남극, 북극을 등반하는 사람 중에서 동상 걸리는 이유는, 피가 손가락이나 발가락으로 가지 못하기 때문입니다. 우리는 손가락이나 발가락 혹은 발이나 손이 없어도 살 수 있어요. 그러나 우리 몸 중앙에 있는 장부들이 손상을 입으면 생명을 유지할 수 없습니다. 그래서 추위에 몸속의 장부들을 보호하기 위해 체온이 우리 몸 가장자리부터 차가워집니다. 오장육부가 차가워지면 죽을 수 있기 때문이지요. 우리가 입는 조끼도 몸통인 오장육부를 보호하기 위해 만들어진 것이 아닐까요?

여러분 혹시 체했을 때, 손가락 끝을 따본 적이 있나요? 손가락 끝을 따면 피가 나오죠. 우리 몸 어디를 찔러도 피가 나옵니다. 바로 피 공장이라는 심장에서 피를 펌프질해 온몸으로 보내주기 때문이죠. 이렇게 심장에서 온몸의 구석구석까지 피를 보내주니까, 우리 온몸이 심장이라고 볼 수 있습니다. 왜냐하면, 심장에서 피를 온몸에 보내지 않으면 우리 몸은 살 수가 없기 때문이죠.

그래서 심장이 우리 온몸의 피를 보내주는 주인 역할을 합니다. 피와 맥을 혈맥이라고 하는데요. '심장은 인체의 혈맥을 주관'[1]한다고 했습니다. 즉, 심장은 '피와 맥을 이끌어가는 주인'입니다.

🧑 심장은 한 나라의 임금이다

심장이 우리 몸의 주인이라고 했는데요. '심장은 임금의 기관으로서 인체의 생명활동을 주관'[2]합니다.

이 말은 우리 몸을 한 나라의 국가로 본다면, 심장의 지위는 임금입니다. 임금이 현명하면 아래의 신하들이 안정되고 그 나라가 편안합니다. 그러나 임금이 현명하지 못하면 아래의 모든 신하와 백성이 위태롭다고 했습니다. 임금인 심장이 지혜로우면 몸이 장수하고 위태롭지 않습니다.

우리나라 최고의 군주로 꼽히는 임금은 누구일까요? 1만 원짜리에도 나와 있어요. 네. 세종대왕입니다. 세종대왕 같은 사람은 국가의 훌륭한 심장 역할을 했습니다. 한글을 창제하여 모든 백성이 글을 손쉽게 배우

---

1) '심주혈맥(心主血脈)'이라 합니다.
2) '군주지관(君主之官)'이라 합니다.

고 읽을 수 있게 하였습니다. 세종대왕은 세계 최고의 언어학자로도 알려져 있습니다.

또한, 능력이 있어도 신분제도 때문에 능력을 펼칠 수 없었던 사람들 예를 들어 노비출신이라 알려진 장영실에게도 기회를 주어 물시계와 해시계, 비의 양을 측정하는 측우기, 해와 달의 움직임을 알 수 있는 혼천의를 발명하게 했지요. 이처럼 세종대왕은 백성들이 태평성대와 풍요로움을 누릴 수 있도록 심장 역할을 훌륭히 수행한 임금이었습니다. 한국인은 심장 역할을 훌륭히 수행한 세종대왕을 기리기 위해 광화문에 세종대왕동상을 세웠지요.

심장은 어느 한 쪽으로 치우치지 않고 피를 골고루 나눠주며 우리 몸 전체에 피를 돌게 만드는 역할을 합니다. 우리 몸의 왕이 바로 심장입니다. 또한, 심장 위에 얇은 막으로 둘러싸인 '심포락'[3] 이 있습니다. 심포는 임금인 심장을 보호하는 곳입니다. 심포는 신하처럼 왕인 심장의 명령을 대신 행하고 전합니다.[4] 이곳에서 기쁨과 즐거움이 나옵니다. 흔히 심보(심뽀)를 곱게 써야 한다는 말을 들어봤나요? 그 심보가 바로 심장 위에 둘러싼 '심포락'입니다. 심장 위에 얇게 둘러싸여 있어서 서양의학에서는 그냥 심장으로 봅니다.

---

3) 심포락은 '전중'으로도 부릅니다.
4) '신사지관(臣使之官)'이라 합니다.

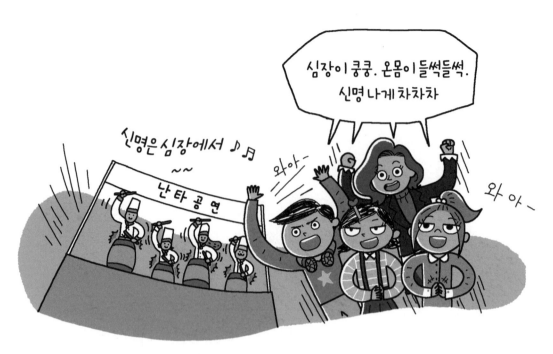

▲ 신명은 심장에서 나옵니다. 공연가와 관객이 하나 된 신명 나는 난타

신명은 심장에서 나온다

Oh쌤   난타공연 잘 봤나요?

십 대들   네. 정말 신났어요.

얌체   북 치는 소리를 들을 때마다 제 심장이 쿵쾅거리면서 온몸이 짜릿짜릿했어요.

다복	배꼽이 다 보이게 옷 입은 여자 배우가요, 머리가 다 풀어지도록 정신없이 북 두드리는 거 보니까 좀 뭉클한 기분이 들었어요.
황가	된장, 고추장, 김치 담근 큰 통을 북으로 사용할 수 있다는 게 신기했고요. 우리가 사용하는 정수기통과 엄마가 김치 담을 때 쓰는 대야를 북으로 사용하는 것도 재미있었어요.
Oh쌤	선생님이 말한 대로 눈으로만 보지 않고 마음으로 보고 온몸으로 느꼈나요?
다복	(온몸이 들썩들썩.)
얌체	(두 손과 두 다리도 모두 짝짝~ 짝짝짝.)
황가	관객이 신랑과 신부 되는 게 웃겼어요.
Oh쌤	그들이 연기할 때 모두 신이 나서 함께 놀았으니 우리 모두 신명 나게 하나가 되었지요.

　여러분은 무슨 일을 할 때 가장 신이 나나요? 컴퓨터나 스마트폰으로 하는 게임이라고 대답하는 친구들이 많이 있더군요. 어떤 친구는 퍼즐 맞출 때, 요리할 때, 만화책 볼 때, 로봇 조립할 때, 축구나 농구할 때, 친구들과 자전거나 롤러블레이드 탈 때, 수학문제 풀 때, 과학교실에서 블록 쌓기 내기할 때, 드론 조종할 때, 발명품 제작할 때, 영어로 대화할 때 등등. 여러분이 좋아하는 일을 할 때 시간 가는 줄도 모르고 재미있다는 말을 하지요. 우리가 무슨 일을 할 때 몰입하면서 기쁘고 활발히 하는 것을 '신명 난다.'라고 합니다.

우리가 함께 본 난타공연을 예로 들어볼까요? 두드릴 수 있는 모든 주방기구가 악기가 되었어요. 네 명의 배우들은 요리할 때 노래 부르며 신나게 맛있는 만두도 만들고요. 양배추 썰기는 그야말로 신기로울 정도였습니다. 반죽 젓는 기구를 두 개나 붙여서 소림사가 쓰는 곤봉으로 사용하는 것을 보고 모두 웃었잖아요. 그들은 뭐든지 말 그대로 두드리면서 요리하는 난타 요리사들이었습니다. 억지로 하지 않고 자신이 좋아하니까 자신의 식대로 요리했지요. 두드릴 수 있는 모든 것을 두드리면서 신나게 요리하고 관객과 함께 공도 던지고 놀았지요.

무슨 일이든지 즐겁고 신나는 일, 신명 나게 해보세요. 여러분의 심장이 정말 튼튼해지는 지름길입니다. 심장이 튼튼하면 무슨 일을 할 때 두려워하는 일이 없어집니다. 심장이 약하면 두려워하거나 기쁜 일이 별로 없습니다. 기쁨은 남이 나에게 주는 것이 아니라, 자신 스스로 만들어가는 것이 진짜 기쁨입니다.

하지만 컴퓨터나 스마트폰에서 하는 게임은 스스로 즐거움을 찾는데 한계가 있습니다. 이미 만들어진 게임 규칙에서 움직여야 하기 때문입니다. 스스로 게임 규칙을 만들 수 없고 남이 만들어 놓은 게임 규칙에서 실행하는 아바타 같은 역할을 여러분이 하는 것입니다. 그것은 능동적인 즐거움이 아니라, 그저 시간을 보낼 뿐입니다. 스스로가 주체적으로 만들어 가지 못한 일은 신명 날 수 없습니다.

기쁘고 즐겁게 하는 신명이 바로 심장에서 나옵니다. 마음이 기쁠 때 우리 몸은 즐겁고 흥이 나서 덩실덩실 어깨춤을 절로 추지요. 혹시나 가슴이 답답하고 힘들 때 엄마나 할머니가 안아주고 등 두드려주면 훨씬 나아지지요. '온몸이 심장이니까 마음이 안정되는 이유'입니다.(안도균) 이처럼 신명이 심장에서 나옵니다.[5]

신명은 신묘한 지혜라고도 합니다. 심장이 튼튼하고 건강하면 신묘한 지혜가 나올 수 있겠지요.

심(心)에는 고기 육이 없다?

십 대들은 Oh쌤이 칠판에 적어 둔 오장육부 한자를 노트에 적고 있습니다. 놀러 와서 달 밝은 날 왜 이런 공부를 해야 하느냐며 십 대들은 불만을 터뜨리는데요.

Oh쌤은 '공부란 숨 쉬는 것과 같으며, 현장에서 하는 공부일수록 몸 안에 새겨 넣는 것'이라고 말합니다. 한자 쓰다가 십 대들은 창밖을 바라보며 "달달 무슨 달 쟁반같이 둥근 달~" 하면서 노래를 부릅니다. 이때 다복이가 질문합니다.

---

5) '심주신명(心主神明)'이라고 합니다.

다복   어! 다른 장부들은 달이 있는데 '심(心)'에는 달 월이 없어요. 달이 찌부 됐나요?

얌체   그건 심장이 달 월을 집어삼켰기 때문이야. 〈해가 품은 달〉에 보면 해가 달을 삼키듯이 말이야. 하하하.

Oh쌤   우와~ 우리 다복이 관찰력이 세심한걸. 얌체는 상상력도 좋아. 그건 달 월이 아니라 고기 육 부수야. '고기 육(肉)'은 칼로 가지런하게 잘라놓은 고깃덩어리의 모양을 본떠서 만들었지. 안쪽의 선들은 고깃덩어리의 힘줄 같은 모양이란다. 고기 육이 사람의 장부로 쓰일 때는 육달월 변이라고 해. 육달월은 달 월과 구별할 때 사용하는 이름이지. 장부 옆에 붙은 월은 달 월(月)이 아니라, 고깃덩어리(肉)를 뜻하는 육달월이지.

    오장육부 중에서 심(心)을 제외한 모든 장기는 신체나 육체(肉,月)를 뜻하는 부수자가 붙어 있습니다. 오장으로 간(肝)과 심(心), 비(脾), 폐(肺), 신(腎)과 육부인 담(膽), 소장(小腸), 위(胃), 대장(大腸), 방광(膀胱) 그리고 삼초입니다. 삼초는 장부가 아닌 장부 속을 지나다니는 통로입니다.

    그런데 왜 유독 심(心)은 신체나 고기를 뜻하는 육달월(肉, 月)이 없을까요? 옛사람들은 심장은 다른 장부처럼 고기로 만들어져 있다고 생각하지 않았던 모양입니다. 심장은 온몸의 피로, 혈맥으로, 혈관으로 존재한다고 생각했지요. 심장이 우리 몸의 주인이지만, 심장이 '나 주인이니까 모두 나를 따르라.'라고 말하지 않습니다. 주인은 온몸의 구석구석까지 살피며 돌아다니니까, 심장이 온몸의 주인인 거죠.

그리스로마신화에 나오는 사랑의 신 '에로스'는 어디에 화살을 쏘나요? 바로 심장입니다. 심장은 사랑과 마음의 상징입니다. 좋은 영화나 공연 그리고 책을 볼 때 어디가 뭉클한가요? 바로 가슴인 심장입니다. 슬플 때 어디가 아픈가요? 마음이 아픕니다. 옛말에 슬픈 사람을 위로할 때, '상심하셨겠네요.'라고 말하죠. '상심(傷心)'이란 마음을 다쳐서 몹시 아프다는 뜻입니다.

속담에 '일체유심조(一切唯心造)'라고 모든 것은 마음먹기 달려 있다고 하지요. 마음은 심장에도 있지만, 심장에서 나오는 혈맥에도 있지요. 혈맥은 온몸에 있으니까 온몸이 바로 마음이라는 뜻도 됩니다. 마음이 움직이면 몸이 움직이고, 몸이 움직이면 행동하게 되지요.

여러분 공부할 때 책상에 앉아서 하는 것과 자세가 바르지 않거나 누워서 하는 마음가짐은 다릅니다. 온몸을 돌아다니는 피가 심장이고 심장은 마음이고 마음은 온몸이죠. 그래서 자세가 바르면 마음이 바르게 된다는 원리입니다.

심장에 구멍과 털이 있다고?

Oh쌤   황가와 얌체 그리고 다복이 모두 동의보감 심장편 같이 읽어볼까요?

십 대들은 큰 소리로 책을 읽습니다.

"아주 지혜로운 사람은 심장에 7개의 구멍과 3가닥의 털이 있다. 보통 지혜로운 사람은 심장에 5개의 구멍과 2가닥의 털이 있다. 조금 지혜로운 사람은 심장에 3개의 구멍과 1개의 털이 있다. 정상인은 심장에 2개의 구멍이 있고 털이 없다. 아주 어리석은 사람은 심장에 1개의 구멍이 있는데 그나마도 몹시 작다. 구멍이 없는 것은 정신이 드나드는 문이 없다는 뜻이다. 7개의 구멍은 북두칠성에 응하고 3개의 털은 삼태성에 응하기 때문에 지극히 정성스러우면 하늘이 응하지 않을 수 없다."

(내경편, 심장)

심장에 털과 구멍이 있다는 말 들어보았나요? 예를 들어 '네 눈이 호수야.'라는 비유적 표현 같은 거지요. 이 말은 '네 눈이 호수처럼 맑고 아름다워.'라는 뜻이겠지요. 마찬가지로 심장에 털과 구멍이 있다는 말도 은유적 표현입니다.

우리 얼굴에 귀가 2개, 입이 1개인데요. 그 이유를 아나요? 네, 한 번

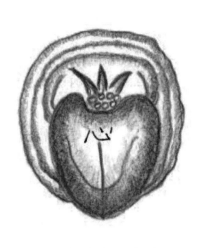

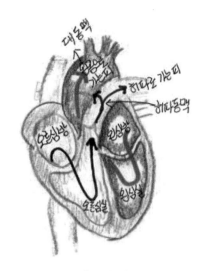

▲ 동의보감에 나온 심장   ▲ 해부학적인 심장

말하고 두 번은 들으라는 비유적 표현이기도 해요. 아주 지혜로운 사람의 심장에는 7개의 구멍이 있다고 합니다. 7개의 구멍은 무엇을 비유했을까요?

　여러분은 혹시, '마음의 눈'이라고 들어보았나요? 얼굴에는 두 개의 눈이 있습니다. 이것은 육체의 눈이라고 하지요. 심장에 있는 구멍은 우리 얼굴에 있는 모든 구멍을 합해 놓은 것입니다.

　얼굴에는 두 개의 눈, 두 개의 콧구멍, 두 개의 귀 그리고 하나의 입으로 모두 일곱 개의 구멍이 있습니다.

　아주 지혜로운 사람의 심장에는 얼굴에 있는 모든 구멍을 가지고 있습니다. 마음의 눈으로 세상을 보고, 마음의 귀로 듣고, 마음의 코로 냄새 맡고, 마음의 입으로 말합니다. 심장에 있는 구멍이 보고, 냄새 맡고, 듣고 말하는 것입니다. 그래서 마음의 눈으로 세상을 볼 수 있습니다.

마음의 눈으로 세상을 보려면 어떻게 할까요? 더 깊이 관찰하고 귀 기울여주고 따뜻하게 말할 수 있는 마음이 필요하겠지요. 얼굴에 있는 모든 구멍이 하는 일을 마음이 할 수 있도록 심장에 구멍이 있는 것으로 생각합니다.

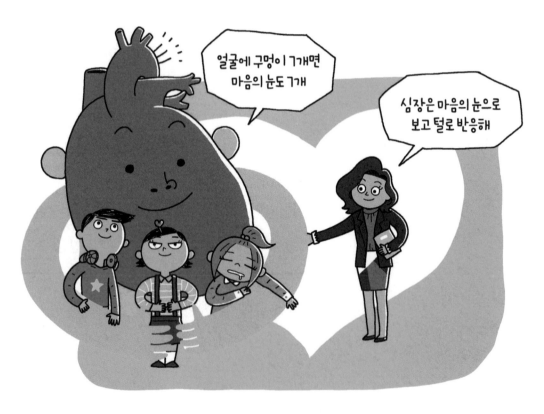

▲ 심장의 7개 구멍은 마음의 눈이고, 3개의 털은 듣고 반응해주는 역할을 합니다.

아프리카 원주민들은 종종 코로 냄새를 맡는다 하지 않고 '코로 듣는다.'라고 말하는 습성이 있답니다. 후각 또한 귀로 듣듯이 흡수하는 능력이 있습니다. 향기치료라고 하여 좋은 향을 맡으면 몸과 마음이 안정되고 평화롭게 되는 경우이지요.

지혜로운 사람일수록 구멍이 많이 있습니다. 정상인은 2개의 구멍이 있다고 했으니, 바로 마음의 눈이 아닐까요? 그러나 아주 어리석은 사람은 1개의 구멍밖에 없습니다. 그나마도 아주 작아요. 상대를 못 보거나 상대의 말을 듣지 못할 가능성이 있습니다.

여러분은 친구 중에 어떤 친구가 좋던가요? 당연히 자신의 말을 잘 들어주고 반응해주는 친구가 아닐까요? 친구들이나 동생들 말을 잘 들어주는 사람은 어디서든지 인기가 있지요. 왜냐하면, 사람들은 자신의 말을 들어주는 사람을 좋아하거든요.

심장은 마음입니다. 구멍은 흡수하는 것이지요. 상대방 말을 자기 일처럼 잘 보고 들어주고 흡수하는 것입니다. 그러나 마음의 문을 닫으면 보아도 보이지 않으며, 들어도 들을 수 없게 됩니다.

마음의 눈으로 본다는 것은 단순히 눈앞에 펼쳐진 것만을 보는 것이 아닙니다. 세상의 모든 것이 연결되어 있다는 것, 부분만을 보는 것이 아니라 전체적인 맥락에서 볼 수 있다는 뜻입니다. 그래서 아주 지혜로운 사람은 심장의 7개 구멍으로 보고 듣고 냄새 맡으면서 마음으로 말할 수 있는 능력이 있다는 뜻이겠지요.

Oh쌤   황가가 로봇을 잘 맞추는데, 전에 동생과 있었던 일 말해 볼래요?

황가   네. 일곱 살 난 사촌 동생이 블록을 맞추는데 제가 만들어 놓은 것처럼 멋진 성곽이 세워지지 않자, 저에게 말했어요. "형아! 이 블록, 형하고 같이 맞추자. 형이 맞춘 것처럼 잘 안 맞춰진단 말이야!"

Oh쌤   그때 황가는 무슨 맘이 들었나요?

황가   처음에는 '아휴~ 이 답답이, 멍청이. 귀찮게 하는 데는 선수라니까. 으이 짱내 그것도 못 맞춰! 이 바보야!' 했다가, '아차~ 이 아이는 나보다 훨씬 어리니까 복잡한 것을 못하겠구나'라고 생각했어요. 그래서 "그래! 너한테는 조금 어려울 수 있을 거야. 형이랑 해보자." 하고 함께 블록을 맞추고 멋지게 성을 꾸며 주었어요.

Oh쌤   네. 황가는 아주 훌륭해요. 황가에게는 블록 맞추기가 별거 아니고 쉽지만, 일곱 살 난 동생에게는 그 일이 세상에서 중요하고 어렵고 힘들 수도 있어요. 그럴 때 황가 입장에서 동생을 보는 게 아니라 일곱 살 난 동생으로 되돌아가 그 일을 생각해본 거죠. 그랬더니 동생 마음을 이해할 수 있었지요. 이렇게 상대방 입장에서 보고 들어주는 것이 바로 심장의 구멍이 하는 일입니다. 바로 마음의 눈으로 세상을 본다는 뜻이겠지요. 3개의 털은 무엇을 뜻할까요? 털은 약간 나와 있고 바람이 불면 이리저리 흔들리잖아요. 어떨 때는 침처럼 뾰족하게 서기도 합니다. 만화영화 〈머털도사〉 본 적 있나요? 누덕마을 꼭대기에 누덕도사와 머털이가 살지요. 머털이가 10년 동안 한 일은요? 온종일 밥하고 빨래하고 청소합니다. 가르쳐 달라는 도술은 안 가르쳐 준다면서 불평불만만 해요. 10년 동안 배운 거라곤 머리털 세우는 것 하나밖에 없다고요. 그러면서 누덕도사한테 항상 당해요.

하지만 머털이는 머리털 세우는 것 하나로 모든 도술을 부릴 수 있다는 것을 그동안 몰랐습니다. 어느 날 화가 난 머털이가 머리털을 꼿꼿이 세우면서 누덕도사 스승님에게 이렇게 말합니다.

"내가 정말 호랑이로 변할 수만 있다면 단숨에 깨물어~~ 어흥."

말이 끝나자마자 머털이는 진짜 호랑이로 둔갑했습니다. 스승님이 그동안 머털이에게 10년 동안 가르쳐준 것은 머리털 하나 세우는 것인

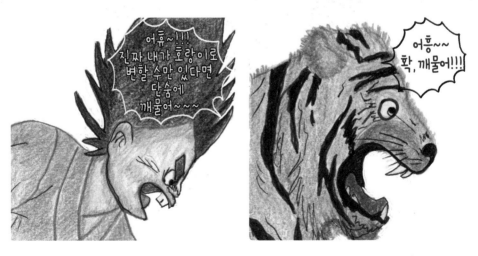

▲ 머털이가 털을 세우자 마음먹은 대로 둔갑합니다. 심장의 털은 마음의 반응 역할을 합니다.

데요. 마음만 먹으면 머리털 세우는 것으로 뭐든지 변신할 수 있는 변신술이었습니다. 마음의 반응이 털로 나타난 거지요. 그것이 도술의 전부였습니다. 누덕도사가 멍청한 머털이를 제자로 삼은 이유 알고 있나요?

머털이 마음이 따뜻했기 때문입니다. 이처럼 심장에 있는 털은 머털이 머리털처럼 도술을 부립니다. 어떻게 도술을 부리냐고요? 상대방의 말을 마음으로 보고 냄새 맡고 흡수하면서 잘 들어줍니다. '심장에 있는 털은 대답하고 반응하는 것입니다.'(안도균) 털이 잘 반응하면 대화 속에서 답답한 마음이 풀리고 문제가 해결되는 도술을 부리지요.

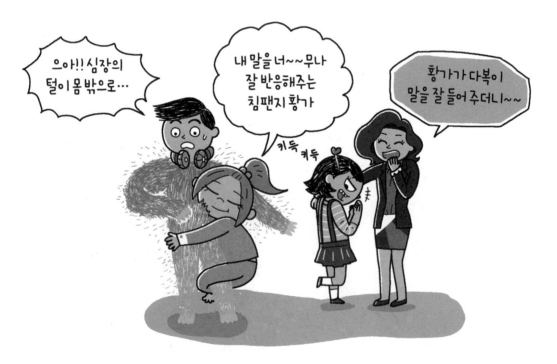

▲ 반응을 잘하는 황가는 친구들에게 인기 있습니다. 심장의 털은 반응하는 역할입니다.

다복   아~ 답답할 때마다 황가 오빠와 이야기를 해서 풀리는 이유가 황가 오빠가 반응을 잘 해줘서 그런 건가요?

Oh쌤   그럼요. 지혜로운 사람일수록 털이 많지요. 어리석은 사람은 아예 털도 없습니다. 털이 없는 사람은 상대방 말에 반응을 못 하는 거지요.

다복   그럼 황가 오빠 심장에 털이 많겠네요. 털 심장을 가진 털 원숭이 침팬지겠네? 하하하.

여러분은 아주 지혜로운 사람이 되고 싶나요? 그렇다면 마음의 눈으로 세상을 보고 듣고 냄새 맡고 말해보세요. 어떻게요? 따뜻한 가슴으로요. 상대방 입장이 되어서 잘 들어주고 반응해주는 겁니다. 상대방 말에 반응해주는 말로는, "음. 그랬구나. 응… 그래서? 응… 네 마음이 속상했겠네. 그래서 너는 어떻게 하고 싶은데?" 등등이 있습니다.

상대방 입장에서 들어주고 반응, 즉 공감하는 일은 사람과 사람과의 관계를 유지하는 좋은 길입니다. 마음의 눈으로 보고 들어주고 공감해주는 여러분이 되어보세요. 탁구나 배드민턴을 하듯이 이쪽에서 한 번 저쪽에서 한 번, 이것이 바로 소통입니다.

이렇게 되면 여러분은 아주 지혜로운 사람으로 성장할 겁니다. 게다가 여러분을 따르는 친구들이 많아질 겁니다. 왜냐하면, 자신의 말을 들어주는 사람 곁에는 늘 친구들이 많이 있지요. 그만큼 마음으로 보고 들어준다는 것은 상대를 이해하는 따뜻한 심장이 있기 때문입니다.

마음의 눈으로 세상을 다 보고 다 듣고 반응해 보세요. 그러면 머털이 머리털처럼 마술을 부려 세상이 다르게 보이지 않을까요?

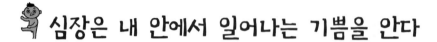 심장은 내 안에서 일어나는 기쁨을 안다

여러분은 웃는 얼굴이 좋은가요? 찡그린 얼굴이 좋은가요? 당연히 웃는 얼굴이겠지요. 동의보감에 '심장의 감정은 기쁨이다. 기쁨은 유쾌함이다.'라고 나옵니다. 심장의 건강상태가 얼굴에 나타납니다. 기쁨에도 두 가지 종류가 있습니다. 밖에서 오는 기쁨과 내 안에서 찾는 기쁨이지요. 밖에서 오는 기쁨은 무엇일까요?

다복 몇 달 전에 아빠가 인라인스케이트 사주신 거요.

Oh쌤 기분이 어땠나요?

다복 처음에는 제가 갖고 싶은 거 가지니까 정말 기뻤어요. 그런데 친구들처럼 잘 타지 못하니까 속상했어요.

Oh쌤 그럴 때 다복이는 어떻게 했나요?

다복 얍체 언니한테 부탁해서 잘 타는 방법 가르쳐 달라고 했어요. 계속 넘어지고 무릎도 까져 피나고 엉덩방아도 찧고 그랬어요.

Oh쌤 그래서 인라인 타는 것 그만두었나요?

다복 아니요. 일주일 정도 그렇게 넘어지면서 연습하니까, 다른 친구들처럼 요리조리 몸으로 중심 잡아가면서 하니까 이제는 친구들하고 시합도 해요. 정말 재밌고 기뻐요. 그래도 전 어른들처럼 음주운전 안 한다고요. 하하하.

여러분이 갖고 싶은 것을 받는 순간 여러분은 기쁘겠죠. 그러나 선물 받은 기쁨은 오래 못 갑니다. 왜냐하면, 외부에서 오는 기쁨이기 때문입니다.

갖고 싶은 물건을 가졌는데 그것을 잘 활용 못 해요. 어때요? 다복이는 속상하다고 말했죠. 그런데 다복이는 엉덩방아 찧고 넘어지고 무릎까지면서 연습한 결과 드디어 혼자 타게 되었지요. 혼자 스스로 연습해서 자신을 극복하고 인라인스케이트를 타게 되었다는 것. 이것은 밖에서 오는 기쁨이 아니라 스스로 할 수 있게 된 '환희'입니다. 바로 내 안에서 일어나는 기쁨입니다. 이럴 때 바로 심장이 튼튼해집니다. 또한, 자신의 삶을 스스로 설 수 있도록 한 발자국 앞으로 내딛게 된 것이지요. 바로 한 인간으로서 독립하는 과정이 쌓입니다.

우리는 뭔가를 이루려면 노력과 연습이 있어야 합니다. 밖에서 그냥 주어지는 것은 오랫동안 갈 수 없습니다. 여러분이 갖고 싶은 물건을 손에 넣은 기쁨은 일주일, 길어야 몇 달이 지나면 그 기쁨의 순간은 사라집니다.

기쁨의 감정은 화에 해당하며 불의 속성입니다. 불은 활활 타고 날아가 버려요. 그래서 밖에서 오는 기쁨은 불처럼 타고 훨훨 위로 날아가

사라집니다. 외부의 조건이 아무리 좋아도 자신이 스스로 기쁨을 만들어 내지 못한다면 진정한 기쁨이 아니므로 오래 못 갑니다.

하지만 무엇인가를 연습해서 얻게 되는 '스스로 할 수 있다.'라는 기쁨은 심장인 마음에 평생 새겨집니다. 자신감을 가지고 스스로 인라인 스케이트를 몸으로 운전하듯이 여러분 삶도 스스로 운전할 수 있는 연습을 해보세요.

미국의 유명한 루스벨트 대통령은 소아마비였습니다. 그는 "소아마비는 불편할 뿐이지 장애가 아니다."라고 했으며, 삶의 기쁨을 이렇게 표현했습니다.

"인생에서 큰 기쁨은 당신은 못해낸다고 세상이 말한 것을 당신이 해냈을 때다."

기쁨은 외부에서 주어지는 것이 아니라, 스스로 만들어 가는 것입니다. 독일의 유명한 음악가 바그너도 내 안에서 일어나는 기쁨을 다음과 같이 말했습니다.

"기쁨이란 사물에 있는 것이 아니요. 우리 안에 있는 것이다."

여러분은 삶의 주인이 누구라고 생각하세요? 심장이 몸의 임금이듯이 여러분 삶의 주인은 바로 여러분 자신입니다.

세상에서 가장 맛있는 것과 맛없는 것

이솝우화 많이 알죠? 이솝이야기 중에 재밌는 이야기 하나 들어볼래요?
어느 날 주인이 이솝에게 심부름을 시켜요. 파티할 거니 시장에 가서 세상에서 가장 맛있는 것을 사오라고 합니다. 그랬더니 이솝이 모든 짐승의 혀를 사 왔어요. 그리고 혀로 모든 요리를 했어요. 혀김밥, 혀초밥, 혀튀김, 혀케이크, 혀과자, 혀떡볶이, 혀만두, 혀어묵, 혀순대 등등. 주인이 "왜 세상에서 가장 맛있는 것이 혀냐?"라고 이솝에게 물었지요. 왜일까요? 혀가 부드러워서요? 혀가 모든 맛을 볼 줄 알아서요? 이솝은 이렇게 대답합니다.

"혀는 사람 사이를 이어주는 끈과 같습니다. 공부와 이성의 도구입니다. 사람들은 혀를 써서 국가를 세우고 사회를 만듭니다. 사람들을 가르치고 설득하기도 해요. 사람들의 마음을 하나로 뭉치게 하며 용기와 희망을 품게 합니다. 신을 찬양하는 것도 바로 이 혀를 통해서이니까요. 그래서 혀가 세상에서 가장 맛있는 것입니다."

일주일 후, 주인이 이솝에게 또 심부름을 시킵니다. 이번에는 세상에서 가장 맛없는 것을 사오라고요. 그런데 이솝이 지난번과 똑같이 이번에도 온갖 짐승의 혀를 사옵니다. 그리고 혀로 지난번과 같은 요리를 합니다. 주인은 그 이유를 묻자, 이솝이 대답합니다.

"혀는 온갖 갈등의 원인입니다. 분열을 조장하고 싸움과 전쟁을 일으키지요. 혀를 잘 못 놀리면 사람을 죽이는 무기와 파괴의 도구로 쓰이기도 합니다. 사람들은 혀를 써서 나라를 파괴하기도 하고 사악한 일들을 믿게 합니다. 왜냐하면, 혀를 사용해 분노와 불신의 말을 쏟아내면, 사람들의 사기를 꺾고 희망을 앗아갈 수도 있기 때문입니다. 혀는 신을 모욕하기도 합니다. 그래서 세상에서 가장 맛없는 것이 혀입니다."

어때요? 혀를 어떻게 놀리느냐에 따라 세상에서 가장 맛있는 음식이 되기도 하고, 가장 맛없는 음식이 되기도 하지요. 간혹 혀를 잘못 놀려서 친구

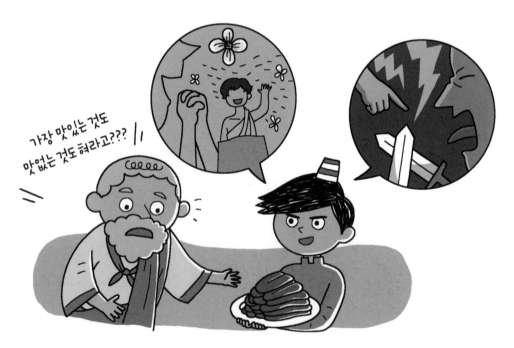

▲ 혀는 심장의 싹으로, 심장이 튼튼하면 또렷하게 올바른 말을 합니다.

들 사이에 이간질하는 친구가 가끔 있는데요. 그 친구 혀는 세상에서 가장 맛없는 혀인 독초일 수도 있습니다. 반대로 '혀는 마음의 붓이다.'라고 말한 것처럼, 부드러운 말은 사람 마음을 녹일 수 있는 약초이기도 합니다.

황가   그러니까, 말하는 것보다 듣는 것이 속 편해. 나처럼.

얌체   나도 이솝처럼 혀를 사다가 혀떡볶이 만들어줄 테니까 우리 먹어볼까. 얼마나 매운지. (^^)

Oh쌤   심장은 따뜻한 마음이라고 했지요. 속담에 '말 한마디에 천 냥 빚을 갚는다.'라고 하지요. 이처럼 혀는 죽어가는 사람을 살리는 기운입니다. 그러나 말실수를 자주 하면 심장이 약하다는 뜻도 됩니다. 심장에 문제가 있으면 말이 어눌하고 헛소리를 하게 되는 경우가 있습니다. 동의보감에 '혀는 심장으로 통하는 구멍이다. 혀는 심장의 싹이다.'라고 했습니다. 심장의 기능이 정상이면 혀가 붉은색입니다. 촉촉하며 부드럽고 움직임이 민첩하여 말하기가 순조로우며 맛에 예민합니다. 혀를 보면 심장의 건강 상태를 알 수 있습니다. 전에 황가 헛바늘이 돋았던데?

황가   시험 때문에 걱정을 좀 했고요, 여자친구와 다퉜어요. 다음날 일어나 보니 오른쪽에 헛바늘이 다섯 개나 돋아서 말도 제대로 못 했어요.

Oh쌤   공부는 안 하고 시험점수가 잘 나온다고 생각하면 그건 사기입니다. 자신이 공부한 만큼 시험점수가 나오는 것도 행운이지요. 힘들이지 않고 얻어지는 것은 불처럼 그냥 날아갑니다. 혀끝이 붉고 헛바늘이 돋우면 심장에 열이 있다는 의미입니다. 심장이 열 받았다는 말은 근심이나 걱정 혹은 불안으로 스트레스가 있다고도 말할 수 있습니다. 입은 거짓말을 해도 몸이 거짓말하지 못하는 이유이기도 합니다.

다복 자꾸 욕하고 나쁜 말 하면 입안에 있는 혀가 빠지나요?

Oh쌤 그럴 수도 있지 않을까요? 입안에서 혀가 빠지면 '텅 비어' 있다고 해서 혀를 영어로 '텅(tongue)'이라고 해. (^^)

다복 정말요?

십 대들은 모두 배꼽 잡고 웃었습니다.

분별하는 소장

소장은 심장과 짝꿍 관계입니다. 소장은 위에서 내려온 음식물을 한 번 더 소화해 깨끗하고 맑은 물질과 그렇지 못한 것을 가려내지요.[6] 이 과정에서 맑고 깨끗한 물질[7]을 비장으로 올려주지요. 깨끗하지 못하고 찌꺼기 같은 고체 덩어리는 대장으로 보내고요. 깨끗하지 못한 물은 방광으로 보내 소변으로 만들지요.

6) '분별청탁(分別淸濁)'이라 합니다.
7) '수곡정미(水穀精微)'라 합니다.

소장에 이상이 생겨 찌꺼기가 위로 올라오면 어떻게 될까요? 배가 아프고, 토하고요. 똥이 잘 안 나오는 변비 같은 증상이 나타납니다. 우리 감정도 좋을 때와 짜증 날 때가 있습니다. 좋은 감정은 몸에 활력을 주고 마음을 날아가게 합니다. 이런 좋은 감정은 쌓이고 쌓일수록 얼굴에 웃음이 가득하고 혀로는 좋은 말을 합니다. 또한, 자신에게 스스로 좋은 친구가 됩니다.

하지만 어떤 친구는 누군가를 싫어하고 미워할 때 일어나는 부정적인 감정을 오랫동안 가지고 있습니다. 그게 무슨 보물이 되는 것처럼 간직하면서요. 그럴 때 어떻게 될까요? 만약에 소장이 찌꺼기를 대장이나 방광으로 보내지 않고 위로 올려보내면 아프고 토하게 된다고 했지요.

몸에 부정적인 감정이 쌓이는 것은 쓰레기를 몸 안에 차곡차곡 쌓아놓는 것과 같습니다. 예를 들어 어제 친구와 싸우거나 말다툼을 했다면 말로 풀거나 화해하고 끝내야 하는데요. 오늘도 내일도 그 친구에 대한 싫은 감정을 계속 가지고 있으면 내 마음을 쓰레기장으로 만드는 것과 같습니다.

이렇듯 부정적인 찌꺼기의 감정을 버리지 않으면 내 몸과 마음에 이상이 생깁니다. 남을 미워하고 탓하게 되면서요. 이런 찌꺼기의 감정을 버리는 연습을 해보세요. 글을 쓴다거나 그림을 그린다거나 인형에게 말을 걸어 내 마음을 전하는 거지요. 친구들과 농구를 하면서 날려 보내던가요. 마음에 쌓인 부정적인 감정은 몸을 움직이고 땀을 흘리면서 자연스럽게 날아갑니다. 마음이 몸이고, 몸이 마음이니까요. 몸을 움직이면 마음도 따라 움직입니다. 몸이 바뀌지 않으면 마음은 바뀌지 않습니다.

책을 읽는 북(BOOK)소리는 북
(drum)소리와 같다. 소리 내서
책을 읽으면 뼈와 살과 몸에 새
겨지며, 언제든지 꺼내 쓸 수 있
는 삶의 지혜가 된다.

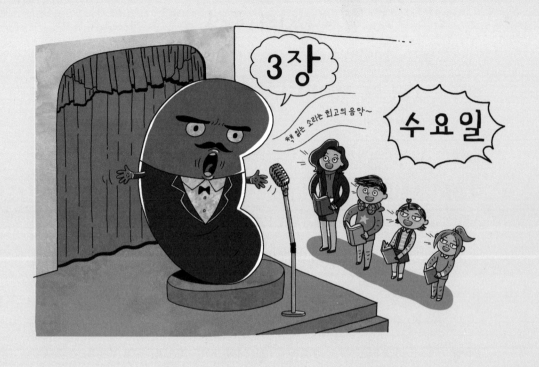

물(水)의 장부 : 뼈와 물의 원천수, 신장과 방광

수(水)의 특성

Oh쌤	오늘은 무슨 요일인가요?
십 대들	수요일이요.
Oh쌤	다 같이 수요일 노래 불러볼까요?
십 대들	수요일 수요일 물의 날, 지혜의 날. 손이 시려워 꽁♬, 발이 시려워 꽁♬. 겨울바람 때문에 꽁꽁꽁♬♬♪~~. 추우면 북쪽 북극해는 소금처럼 짠맛. 북극의 곰이 검은색의 콜라를 마셔. 콜라 마시는 곰을 본 수달이 두려움에 떨며 놀라서 도망가. 물의 장부는 신장과 방광, 골수, 얼굴은 귀, 수생목 수극화.
Oh쌤	네, 수요일입니다. 수요일은 물 수(水) 자를 쓰지요. 수요일에는 수의 특성과 수에 해당하는 장부에 대해 알아볼까요?

수(水)는 물의 기운입니다. 물에서 수의 특성을 봤습니다. 물은 아래로 흐르며 차갑습니다.

개미와 베짱이 동화 다 아시죠. 지금은 업그레이드된 이야기가 있는데요. 개미는 여름 내내 일하고 가을에는 수확하고 겨울에는 곡식을 저장했지요. 베짱이는 자신의 특기를 살려 〈슈퍼스타 K〉에 나가 대상과 상금을 탔습니다. 각자의 소질에 맞게 삶을 행복하게 가꾸는 모습이지요. 베짱이는 상금을 가지고 개미네 집에 가서 식량을 샀습니다. 개미는 곡

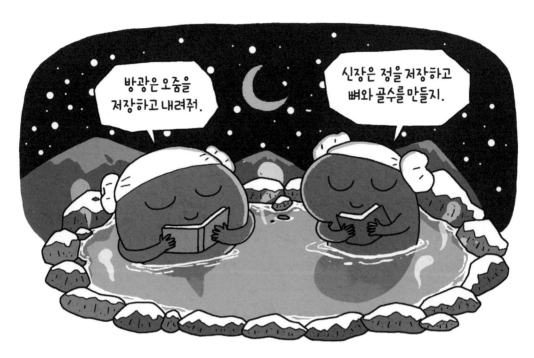

▲ 신장은 물과 뼈를 만들고,
방광은 몸에서 나온 물 찌꺼기를 저장해서 오줌으로 내보냅니다.

식을 팔아서 그 돈으로 베짱이 라이브콘서트에 갔고요. 베짱이는 개미가 수확한 곡식으로 맛있게 밥을 지어 먹고 힘을 내서 전국콘서트투어를 다닌다는 이야기지요.

이 이야기를 하는 이유는 개미가 가을에 수확한 곡식을 겨울에 저장한다는 뜻을 알기 쉽게 전하려고요.

수를 뜻하는 계절이 겨울입니다. 동양과 서양은 지역은 다르지만,

사람의 생각은 거의 비슷한가 봅니다. '워터(water)'는 물이고, '윈터(winter)'는 겨울입니다. 'wa, wi'의 어원은 '움직인다(move)'에서 왔지요. 물은 위에서 아래로 움직이면서 계곡에서 강으로, 강에서 호수로, 호수에서 바다로 대양으로 가지요. 바람도 어느 쪽에서 불고 움직이느냐에 따라 동풍, 서풍, 남풍, 북풍, 동서풍, 남동풍 등이 있으며, 하늘에서 땅으로도 바람이 움직이지요.

겨울은 영어로 '윈터(winter)'입니다. 'win'은 '바람(wind)'에서 왔습니다. 바람이 윙윙 불고 눈이 오면 털옷을 입지요. 그래서 윈터입니다.(^^)

겨울이 가만히 있는 듯하지만 실은 그렇지 않습니다. 겨울나무는 모든 나뭇잎을 벗고 한 해를 성찰합니다. 그래서 한 해가 지나면 성장의 표시인 나이테가 생깁니다.

여러분도 겨울방학 동안 한 살 더 먹고 몸도 마음도 훌쩍 성장하지요. 겨울은 한 해를 마무리하고 다음 해를 준비하는 계절입니다. 겨울방학을 하는 이유도 한 해를 정리하고 다음 해를 준비하기 위한 것이지요. 체력을 충전하고 부족한 공부도 보충하면서요.

고구려의 사신도 그림 중 북현무가 수(水)에 해당합니다. 북쪽을 지키는 신령이 북현무(北玄武), 즉 '검은 거북'이라는 뜻입니다. 북쪽지역은 춥지요. 추운 것은 겨울이고요. 겨울에는 눈이 내립니다. 눈이 녹으면 물이 됩니다. 물은 더러운 것을 씻어내고 어디든지 흘러가는 특성이 있습니다. 그래서 물은 지혜의 상징이기도 합니다. 물은 아래로 흐르는 성질

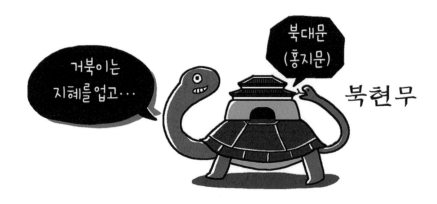

거북이는
지혜를업고...

북대문
(홍지문)

북현무

▲ 북쪽을 지키는 신령이 검은 거북입니다. 지혜를 크게 하는 마음이 홍지문에 담겨있습니다.

이며 감추고 간직하고 품고 저장(藏)합니다.

　서울에 북대문으로 알려진 '홍지문(弘智門)'에 '지혜롭다.'라는 '지(智)'가 들어 있습니다. 홍지문은 '지혜를 크게 하는 문'이라는 뜻입니다.

　수(水)의 기운은 60세 이후 노년기에 해당합니다. 농경시대에는 노년이 되면 젊은이들에게 그동안 살아온 경험을 지혜로 물려주었습니다. 지금은 시대가 급속히 변하는 스피드와 정보화시대로 지식은 인터넷에 널려 있습니다. 지식은 널려 있을지 모르지만, 삶에서 얻은 지혜는 노년에 있습니다. 인디언의 어느 부족은 노인 한 명이 죽으면 인류의 책이 한 권 사라졌다고 말합니다. 그만큼 노인이 살면서 경험한 것은 인류의 소중한 지혜라는 뜻이기도 하고요. 수에 해당하는 장부는 '신장'과 '방광'입니다.

정! 너는 누구니?

휴양림에서 얌체와 다복은 밥에 넣을 강낭콩으로 공기놀이하고 있습니다. 강낭콩이 많으니 누가 더 많이 가지나 내기를 하고 있는데요. Oh쌤이 강낭콩 두 개로 얌체 등뼈 양쪽에 대며 질문합니다.

Oh쌤   신장은 무슨 모양일까?

얌체   지금 제 등에 갖다 댄 것처럼 강낭콩 모양처럼 생기지 않았나요?

다복   신장은 등 뒤에 있고 콩팥은 앞쪽에 있지.

황가   헐~~, 신장이 콩팥이야!

신장은 강낭콩 모양의 팥색처럼 생겼습니다. 그래서 '콩팥'이라고도 합니다. 동의보감에 "신장은 두 개가 있는데, 그 모양은 붉은 팥이 서로 나란히 마주 대하는 모습이며, 구부정하게 등의 힘줄(척추)에 붙어 있다."라고 되어 있습니다. 등 중간 등뼈 양쪽에 두 주먹을 갖다 대보세요. 그 부위 안쪽에 신장이 각각 한 개씩 있습니다.

신장이 하는 일은 무엇일까요?

신장은 정(精)을 저장합니다. 정은 몸의 근본이고 뿌리입니다. 정이란 태어날 때부터 내 몸에 저장된 것인데요. 부모님으로부터 물려받은 생

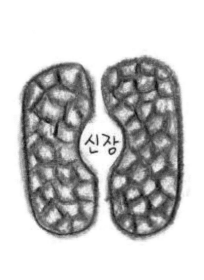

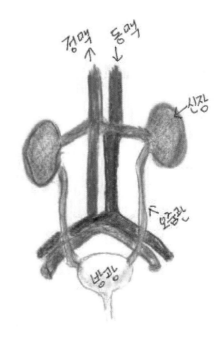

▲ 동의보감에 나온 신장　　　▲ 해부학적인 신장

식의 정입니다. 태어날 때부터 가지고 있는 정이라 하여 '선천지정(先天
之精)'이라 합니다.

　예를 들면, 정은 스마트폰에 사용되는 배터리에 비유할 수 있습니다.
처음 샀을 때는 몇 시간만 충전해도 이틀 정도 가는데요. 1~2년 사용하
면 배터리가 오래가지 못합니다. 마찬가지로, 선천지정도 나이가 들수
록 조금씩 소모됩니다.

정은 무슨 일을 할까요?

첫째, 정은 우리 몸이 태어나고 자라는 데 쓰입니다. 여러분은 지금 청소년기입니다. 뼈가 커지면서 키도 크고 다른 어느 시기보다도 성장과 발육이 두드러지게 나타나지요. 이럴 때 정이 쓰입니다. 태어날 때부터 신장에서 가지고 있는 정은 평생 조금씩 소모됩니다. 그러나 부모님께서 물려주신 소중한 정을 마구 낭비하는 습관이 있는데요.

다복이처럼 컴퓨터게임을 하느라 한밤중 2시 넘어서까지 잠을 안 자는 경우죠. 얌체처럼 다이어트 한다고 밥을 제대로 먹지도 않고 버티는 경우입니다. 이때 정을 무리하게 사용하게 됩니다.

황가는 가끔 침을 뱉는 습관이 있는데요. 침을 뱉는 행위는 소중한 정을 길거리에 함부로 버리는 것과 같습니다. 입안의 침은 금장옥례(금장, 옥례라는 선약의 이름이며 침을 뜻합니다.)와 같다고 했습니다.

"늘 침을 땅에 뱉지 않도록 습관을 들여야 한다. 온종일 침을 뱉지 않고 항상 입에 물고 있다 다시 삼킨다면 정기가 늘 보존되고 얼굴과 눈에 광채가 돈다."

(내경편, 정(精))

밤새 컴퓨터 하고, 다이어트 한다고 밥 굶고, 침을 뱉는 등 이렇게 매일 정을 소모하면 어떻게 될까요? 기운도 없어지고 학교에서 집중 못 하고 수업시간에 책상에 엎드려 잠을 자게 되지요. 그렇게 되면 기운과 피가 부족한 상태에서 생명을 유지하려니 정의 소모가 빨라집니다. 즉, 선천지정이 소모되어 피부도 거칠어지고 노화가 일찍 찾아올 수 있습니다. 노화의 증상으로 뼈가 약해서 걷기가 힘들어지고 동작도 느려지고요. 신장에 속하는 귀도 잘 들리지 않고요. 머리카락이 빨리 희어집니다.

정을 잘 보존하는 방법은 자연처럼 살아가는 겁니다. 해가 뜨면 일어나고 해가 지고 밤이 되면 적어도 10시에는 잠이 들어야 합니다. 몸과 마음을 충분히 휴식해야 합니다. 잠을 잘 자고 기분이 좋으면 놀 때도 즐겁고 공부할 때도 집중이 잘 되지요.

동의보감에 나온 정에 대한 설명인데요. 함께 읽어볼까요.

"매일 먹는 음식의 좋은 것이 정(精)으로 되기 때문에 그 글자의 구성이 미(米)와 청(靑)을 합쳐서 정(精) 자를 만든 것이다. 사람에게 가장 보배로운 것은 목숨이며, 아껴야 할 것은 몸이고, 귀중히 여겨야 할 것은 정이다. 신장은 물을 주관하는 장기로서 오장육부의 정을 받아서 저장한다. 신장은 오장에서 정을 모아서 관리하는 곳이지 신장에만 정이 있는 것이 아니다."

(내경편, 정(精))

우리가 밥(오곡)을 먹어서 몸에 영양분이 저장되는 것과 오장육부의 생리활동 과정에서 만들어진 맑고 깨끗한 물질. 이것은 본인 스스로 먹어서 만들기 때문에 '후천지정(後天之精)'이라 합니다. 후천지정은 토의 장부인 비위가 관여합니다.

둘째, 정을 태워 우리 몸의 기운과 피를 만듭니다.

셋째, 정은 남자와 여자가 만나서 아이를 만드는 일을 합니다. 몸이 자라면서 신장이 저장하는 정의 기운이 점차 충만해집니다. 사춘기가 되면 생식의 정이 만들어지는데요. 남자는 정기가 충만하여 정액이 나오고요. 여자는 월경이 주기적으로 나타납니다.

> "하늘이 처음 물을 내었는데 사람에게 있어서는 정(精)이다. 땅이 두 번째
> 로 불을 내었는데 사람에게 있어서는 신(神)이다."
>
> (내경편, 신(神))

"정신 차려!"라는 말 들어봤나요? 이때 정은 신장에 있는 정이요, 신은 심장에 있는 신입니다. 심장에 있는 불은 아래로 내려오고 신장에 있는 물은 척추를 따라 척수가 되고 뇌수로 갑니다. 이것을 '수승화강(水丞火降)'이라 합니다. 수승화강이 잘 되면 정신 차리고 살 수 있습니다.

그러나 불이 위로 올라가고 물이 아래로 쳐지면 몸에 이상이 생겨 정신 차리고 살 수 없습니다. 정신을 차리려면 잠을 충분히 자고 운동을 하고 휴식을 잘 취해야 합니다. 그래야 깨어 있을 때 정신 차리고 살 수 있겠지요.

🧍 여자는 칠칠, 남자는 팔팔

신장에 있는 정은 좁게는 '생식의 정'인 '선천의정'을 의미합니다. 넓게는 '비교적 정교하고 맑고 미세로우며 두드러진 것'이라 하여 '후천의 정'을 뜻하고요. 우리는 신장의 정이 많고 적음에 따라 몸이 달라지면서 삶이 달라집니다. 여자의 생식능력과 신체의 변화는 7, 14, 21… 7년을 주기로 변합니다. 반면에 남자는 8, 16, 24… 8년을 주기로 변합니다.

Oh쌤   구구단 다 외울 수 있지요. 7단은 여자인 얌체와 다복이가 외워볼까요?

얌체와 다복   7×1=7, 7×2=14, 7×3=21, 7×4=28, 7×5=35, 7×6=42, 7×7=49,

                       7×8=56, 7×9=63

Oh쌤   황가는 남자니까 8단을 외워보렴.

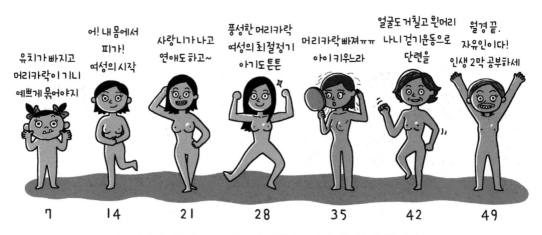

▲ 여자의 생식능력과 신체의 변화는 7년을 주기로 변합니다.

황가   8×1=8, 8×2=16, 8×3=24, 8×4=32, 8×5=40, 8×6=48, 8×7=56,
            8×8=64, 8×9=72

Oh쌤   황가와 얌체, 그리고 다복이 모두 '신장의 정'을 소리 내서 읽어볼까요.

"여자는 7살이 되면 신장의 기운이 왕성하여 이를 갈고 머리카락이 길어
진다. 14살에는 월경을 시작해 아이를 낳을 수 있다. 21살에는 신장의 기
운이 고르게 되어 사랑니가 나며 몸의 성장이 최고조에 이른다. 28살에는
뼈와 근육이 튼튼해지고 머리카락이 풍성하게 자라며 신체가 가장 튼튼
할 때이다. 35살에는 얼굴에 윤기가 없어지고 머리카락이 빠지기 시작한
다. 42살이 되면 얼굴이 거칠어지고 흰머리가 나기 시작한다. 49살이 되
면 몸이 허해지고 월경이 멎어 아이를 가질 수 없게 된다."

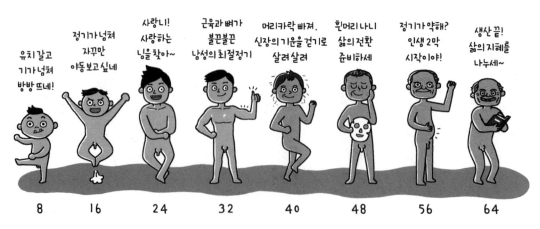

▲ 남자의 생식능력과 신체의 변화는 8년을 주기로 변합니다.

"남자는 8살이 되면 신장의 기운이 튼튼해져 머리털이 자라고 이를 간다. 16살에는 신장의 기운이 왕성해져 정기가 넘쳐 아이를 가질 수 있다. 24살에 근육과 뼈가 단단해지고 사랑니가 난다. 32살이 되면 근육과 뼈가 왕성해져 성장이 최고조에 이른다. 40살이 되면 신장의 기운이 약해져 머리카락이 빠지고 치아가 건조해지고 피부에 윤기가 없다. 48살이 되면 양의 기운이 약해져 얼굴이 거칠고 머리카락이 희어진다. 56살이 되면 간 기운이 약해져 근육을 제대로 움직이지 못하고, 천계가 말라 정기(精氣) 또한 줄어들고 신장의 기운이 떨어져서 몸의 형태가 모두 약해진다. 64살이 되면 모든 신체 기능이 떨어져서 치아와 머리털이 다 빠진다. 신장은 수(水)를 주관하여 오장육부의 정기를 받아서 저장하므로 오장의 기능이 왕성해야 정기가 충만해지고 사정도 할 수 있다. 그런데 이때가 되면 오장이 모두 약해지고 근력과 뼈가 무기력해지며, 천계도 말랐기 때문에 머리털과 수염이 다 희어지고 몸이 무거우며, 똑바로 걷지도 못하고 아이를 낳지도 못하게 되는 것이다."

(내경편, 신형(身形))

Oh쌤	여자는 7세부터 49세까지 여자의 일생이라 할 수 있고, 남자는 8세부터 64세까지 남자로서 일생을 살아간다고 해요. 얌체는 생리를 시작했니?
얌체	아니요, 아직요. 그런데 제 친구 중에는 월경하는 애들도 있어요.
다복	언니는 아직 14살이 안 되었잖아. 그러니까 안 하지.
Oh쌤	물론 그런 이유도 있지만, 요즘은 영양상태가 좋은 친구들은 빨리 시작

하기도 하지. 신장은 물의 광장이며 분수대입니다. 뼈를 만드는 골수, 척수, 뇌의 물인 뇌수를 만듭니다. 신장은 골(뼈)을 주관[1]하며, 골수를 생성[2] 합니다. 뇌는 신장에서 만든 물이 가장 많다고 하여 '뇌는 골수의 바다'라고 합니다. 신장의 정이 몸의 근본이고 뿌리라고 했는데요. 이 정이 변형되어 뼈가 되고 골수가 되고 척추가 됩니다. 신장을 튼튼히 하는 방법으로 걷기가 있습니다. 신장은 뼈를 만든다고 했잖아요. 그래서 걸으면 발바닥 중간의 용천혈을 자극하지요. 이 용천혈은 신장과 연결된 경맥의 핵심이거든요. 신장을 튼튼히 하기 위해 우리 모두 산책하러 갈까요?

👹 듣기는 자신에게로 돌아오는 길

Oh쌤은 황가와 얌체, 다복이와 함께 눈 내리는 숲속길을 산책하고 있습니다. 주위에 서 있는 나무들 위로 하얀 눈이 사뿐사뿐 내립니다. 숲 속의 나무들이 온통 하얀 눈꽃으로 햇빛에 반사되어 반짝반짝 빛납니다. 영화 〈나니아 연대기〉에 나오는 주인공이 옷장에 들어가서 다른 문을 열고 나왔을 때의 장면처럼 눈꽃 동화세계에 온 기분입니다. Oh쌤은 세 명의 십 대들과 손을 잡고 잠시 멈춰 섰습니다.

---

1) '신주골(腎主骨)'이라 합니다.
2) '신생골수(腎生骨髓)'라 합니다.

Oh쌤	우리 잠시 쉬었다 갈까요. 모두 눈을 감아봐요. 입은 닫고 마음과 코와 귀를 열어봐요. 그리고 무슨 소리가 들리는지 귀 기울이며 무슨 냄새가 나는지 폐로 크게 숨을 쉬어봐요.
다복	배가 꼬르륵 배고프다고 소리를 내는데요. 기침소리요. 새소리도 들려요.
얌체	재채기소리요. 코 푸는 소리요. 바람 부는 소리요. 금방 황가 오빠가 뀐 방귀소리와 냄새요.

황가는 얼굴이 붉어지고, 얌체와 다복이는 키득키득 웃고 있습니다.

황가	이것들이! 너한테는 입 냄새가 나거든.
Oh쌤	여러분! 조용. 우리 모두 눈을 감고 입은 닫고 코를 열어 냄새 맡고 귀도 열어 무슨 소리가 들리는지 들어봐요.
황가	제 숨소리가 들려요. 바람에 나무가 휘이익~ 흔들리는 소리요. 눈 내리는 소리요. 사람들 이야기소리요. 눈싸움하면서 웃는 아이들 웃음소리요.

신장으로 통하는 구멍은 귀입니다. 눈과 입은 자신이 하고 싶을 때 볼 수 있고 말할 수 있습니다. 보고 싶지 않으면 눈감으면 되고, 말하고 싶지 않으면 입을 다물면 됩니다. 그러나 코와 귀는 열려 있어서 듣고 싶지 않아도 듣게 되고, 냄새 맡고 싶지 않아도 냄새 맡게 됩니다.

귀는 가만히 있어도 듣습니다. 듣고 싶지 않아도 귀는 열려 있으므로 들을 수밖에 없습니다. 홀로 있어도 말조심하라고 했습니다. 벽에도 귀가 있다고요. "낮말은 새가 듣고 밤말은 쥐가 듣는다."라는 속담과 같습니다.

또 어떤 친구는 길을 걸을 때도 스마트폰으로 문자를 주고받고 게임 하느라 차가 오는 것도 자전거가 옆으로 지나가는 것도 못 볼 수가 있어요. 차가 위험하다고 빵빵 소리를 내도 듣지를 못해요. 세상에 나는 소리를 귀 막고 있는 것과 같아요. 귀에 이어폰을 꽂고 음악을 들으면 작은 소리는 못 듣게 될 수 있죠. 왜냐하면, 귀는 신장과 통한다고 했지요. 이어폰을 많이 사용하면 신장에 있는 물을 졸아들게 하여 청각을 망가뜨릴 수 있습니다. 그래서 더욱더 귀가 안 들리게 됩니다.

인디언 말에 눈은 '요리하는 것, 찍는 것'이란 뜻이고, 귀는 '주는 것'이란 뜻이 있답니다. 인디언들은 귀를 가리켜 마음을 열어 자신의 존재를 내주는 것이라고 말합니다. 귀는 밖을 향한 눈과 달리 언제나 내면을 향합니다.

신비를 뜻하는 영어의 '미스틱(mystic)'은 그리스어 '메인(myein)'에서 왔으며, 그 의미는 '눈을 감는다.'라는 뜻입니다. 말하자면 눈을 감는 것이 신비로 들어가는 문이라는 것입니다.(『잃어버린 지혜 듣기』, 10쪽, 서정록, 샘터, 2007년)

듣기에는 적극적 듣기와 소극적 듣기가 있습니다. 귀는 열려 있으니 무슨 소리든지 들립니다. 하지만 마음을 열지 않고 집중하지 않고 듣는 것은 소극적 듣기입니다. 즉, 마음 없이 듣는 소리는 소음일 수도 있습니다. 귀가 있으면 그냥 들리는 것을 영어로 '히어링(hearing)'이라 합니다. 그러나 마음을 내고 집중해서 듣는 것을 '리스닝(listening)'이라 하죠.

들을 때 몸의 모든 감각을 열고 들어보세요. 눈을 감으면 더 잘 들리고 집중됩니다. 삶의 신비로움을 경험하고 싶다면 눈을 감고 귀를 열어보세요. 귀담아듣지 않으면 혀가 귀를 먹게 한다는 인디언 속담도 있습니다. 눈과 입은 세상으로 나아가는 길이고, 귀와 코는 내면으로 들어오는 길입니다.

책 읽는 소리는 최고의 음악

목소리는 신장에서 나옵니다. 신장은 수(水) 기운, 즉 물의 기운입니다. 사람이 태어나면서부터 받은 선천의 정이 목소리에 담겨있습니다.

신장병 치료 후 목소리 에너지의 크기가 변한 사례도 있습니다. 목소리가 신장과 연결되어 있음을 보여주는데요. 목소리는 한 사람의 기운을 말해 주는 동시에, 그 사람의 건강, 성격, 습관 등을 알려줍니다.

목소리에 관계된 것을 동의보감에서는 '심장은 목소리의 주인이며, 폐는 목소리의 문이며, 신장은 목소리의 뿌리다.'(내경편, 성음(聲音))라고 했습니다. 목소리가 나오기 위해서는 심장과 폐, 신장 등 주요장기의 작용과 조화가 있어야 합니다.

심장은 가슴입니다. 따뜻한 마음으로 보고 듣고 냄새 맡습니다. 상대를 이해하려는 따뜻한 마음이어야 하므로 목소리의 주인입니다. 폐는 숨을 들이쉬고 내쉬면서 목소리가 나올 수 있도록 문을 열어줍니다. 신장의 물은 뼈를 만들기 때문에 목소리의 뿌리라고 했습니다. 왜냐하면, 목소리는 뼈에서 나오기 때문입니다. 그래서 남자 우량아가 우는 소리를 듣고 옛날 선조들은 이렇게 말했지요. '그놈 목소리 우렁차구먼!'. 뼈가 튼튼한 아이는 목소리도 크고 우렁차다고 보았습니다.

동의보감에는 오장과 소리는 통한다면서 다음과 같이 말했습니다.

"목소리는 다섯 가지 음이 합쳐져 나오는 것이다. 금의 소리는 쇠처럼 울리고, 토의 소리는 땅처럼 탁하며, 목의 소리는 나무처럼 길고, 수의 소리는 물처럼 맑으며, 화의 소리는 불처럼 메마르다."

(내경편, 성음(聲音))

귀의 아인슈타인이라 불리는 토마티 박사는 소리에 대해 다음과 같이 말했습니다. "발성된 소리는 입에 있지 않고, 몸에 있지도 않으며, 정확히 뼛속에 있다. 노래하는 것은 실제로는 신체의 모든 뼈다."

다복　　그래서 코끼리 울음소리가 그렇게 크게 소리 나는 거예요?

Oh쌤　　듣고 보니, 그러네요. 동물들도 뼈가 굵은 코끼리나 사자, 호랑이가 내는 소리는 숲을 울릴 만큼 아주 크지요. 뼈가 가는 새는 어떤가요? 새소리는 가늘고 높지요. 신장을 건강하게 키우는 방법으로 소리 내서 책 읽기가 있습니다. 신장을 튼튼히 하고 듣기에 집중할 수 있도록 다 같이 소리 내서 읽어볼까요?

"솔바람소리, 시냇물소리, 산새소리, 풀벌레소리, 학 울음소리, 거문고소리, 바둑 두는 소리, 비가 섬돌 위로 떨어지는 소리, 창문에 눈발이 흩날리는 소리, 차 달이는 소리 등은 모두 소리 중에서도 지극히 맑다. 하지만 낭랑하게

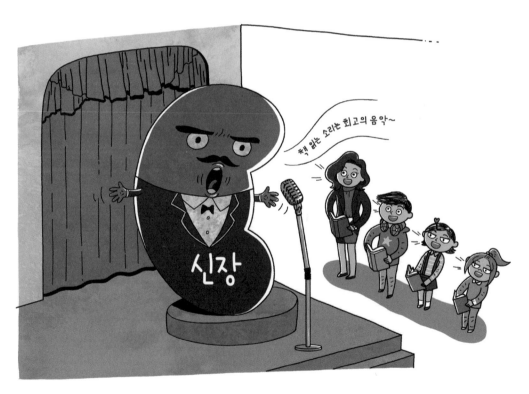

▲ 소리 내서 책을 읽으면 신장의 물이 찰랑찰랑

책 읽는 소리가 가장 좋다. 다른 사람이 책 읽는 소리를 들으면 그렇게까지 기쁘지는 않은데, 자식의 책 읽는 소리만큼은 이루 말로 할 수가 없다."

(『정민 선생님이 들려주는 고전 독서법』, 70~71쪽, 정민, 진경문고, 2012년)

소리 중에서도 무슨 소리가 가장 좋다고요? 네, 책 읽는 소리가 가장 좋다고 했습니다. 왜 소리 내서 책을 읽어야 할까요? 신장은 목소리의 뿌리고, 신장으로 통하는 구멍은 귀라고 했습니다. 소리 내서 책을 읽으면, 신장의 물을 끌어 올리게 되지요. 말을 하거나 글을 소리 내어 읽을 때는 소리를 배꼽 아래에서 낸다고 생각해야 합니다.

여러분이 책을 읽는 북(BOOK)소리는 북(drum)소리와 같습니다. 책을 읽는 소리는 인디언이나 아프리카 원주민들이 내는 북소리와 통하지요. 그들이 북을 두드릴 때 장단에 맞춰 춤을 추고 온몸을 북소리에 맡기지요. 북은 둥그렇습니다. 둥근 북은 동그란 모양의 우주 전체를 상징합니다. 그들이 두드리는 강렬한 북소리는 우리의 심장 박동소리를 상징합니다.

이탈리아의 시인 프란체스코 페트라르카는 친구에게 이런 편지를 썼습니다.

"나는 아침에 먹고 저녁에 소화한다네! 어린애처럼 먹고 늙은이처럼 되새

김질까지 하지. 나는 책을 완전히 빨아들여서 내 기억뿐만 아니라 뼛속에 까지 심어 둔다네."

(『1년 만에 기억력 천재가 된 남자』, 170쪽, 조슈아 포어, 갤리온, 2016년)

여러분이 읽는 북(BOOK)소리는 여러분이 가장 먼저 듣습니다. 주위의 모든 사물도 듣습니다. 소리 내서 읽다 보면 자신의 몸과 뼈에 새겨집니다. 뼛속까지 스며들지요. 신장은 뼈를 주관하고, 소리를 낼 때 뼛속으로부터 목소리가 울려 나옵니다. 우리가 소리를 들을 때도 뼛속까지 울리게 되죠.

다복　책을 읽는 것을 낭독 혹은 낭송이라고 하던데요. 낭송과 낭독의 차이가 있나요?

얌체　낭독은 그냥 책을 읽는 것이고, 낭송은 노래하듯이 예쁜 척하면서 음악에 맞춰 시를 읽는 거야. 우리 저번에 학예회 발표할 때 시낭송했잖아!

황가　낭독과 낭송, 같은 거 아닌가요?

Oh쌤　다복이가 예리한 질문을 했네요. 낭독이란 글자 그대로 소리를 내어 읽는 행위입니다. 수업시간에 누군가 일어나서 책을 읽는다든가, 함께 소리 내서 책 읽는 모습을 떠올리면 됩니다. 반면에 낭송은 낭독보다 한 걸음 더 나아가는 일입니다. 리듬에 맞게 감정을 불어넣어 유창하게 글을 읽거나 외우는 일입니다. 글 속에 담긴 의미와 감동을 사람들에게 전달하기 위해 감정이 담긴 소리로 전달하는 행위 또는 책의 어느 부분

책 읽는 소리는 최고의 음악 109

을 외워서 소리 내어 발표하는 것입니다. 우리 소리 내서 읽을 때 그냥 읽지 않았잖아요. 책을 읽다 보면 자연스럽게 리듬을 타게 되고, 리듬에 맞춰 노래 부르듯이 책을 읽었지요. 낭랑하게 노래 부르듯이 송송송 songsongsong♬♪~~. 이를 낭송이라 할 수 있어요. 한 걸음 더 나아가 소리 내서 읽은 내용이 몸에 저장되면, 낭송이 언제든지 꺼내 쓸 수 있는 삶의 지혜가 됩니다.

"생각과 말, 머리와 입을 일치시키는 연습, 그것이 곧 낭송이다. 머리와 입의 일치, 이것만 해도 몸은 충분히 평화롭다. 그러면 발바닥도 거기에 조응한다. 하여, 낭송이 일상화되면 자연스럽게 쾌락에 미혹되지 않는다. 욕망의 지도가 바뀌기 때문이다. 쾌락의 미혹에서 진리에의 열정으로! 그 순간 '즉각해탈'(도법스님)이 이루어진다. 인생에 있어 이보다 더 큰 '대업'이 있을까?"

(『낭송의 달인 호모 큐라스』, 188쪽, 고미숙, 북드라망, 2014년)

소리 내서 책을 읽다 보면 다른 행위를 할 수 없어요. 눈은 글을 따라가야 하고, 입은 소리를 내야 하고요. 손은 다 읽은 페이지를 넘기면서 장단도 맞추고요. 소리 내서 책을 읽는 행위는 오감을 활용하게 합니다. 눈으로는 보고 입으로 말하고 귀로는 듣고 소리 내기 위해서는 호흡을 조절해야 하고요. 손으로는 읽은 내용을 자신의 말로 정리하면서 글을 써보고, 쓴 내용을 입으로 다시 말해보고요. 이처럼 북(BOOK)소리의 울림은 살과 뼈와 온몸을 울리게 합니다.

토마티 박사는 자신이 말하고 스스로 듣는 것을 이렇게 말했습니다. "듣는 것보다 말할 때 우리가 더 귀에 의존하게 된다. 왜냐하면, 귀는 우리가 말하는 동안, 귀로 들으며 피드백 작업을 통해 목소리를 통제하고 조절하기 때문이다." 자신이 말할 때 귀의 집중도는 높아집니다.

우리가 말하거나 듣는 소리는 우리의 심장 박동수와 호흡 횟수를 변화시키고 뇌파를 변화시켜 의식의 변화를 가져옵니다. 그래서 "힘내, 괜찮아. 넌 잘할 수 있어. 아주 잘했어."라는 말을 들으면 마음이 가볍고 얼굴에 웃음이 번집니다.

그러나 반대로 "너 왜 그렇게밖에 못해. 넌 항상 그 모양이더라. 네가 그렇지 뭐."라는 말을 들으면 온몸에 힘이 빠지고 웃음도 사라지고 마음이 축 처지고 슬퍼집니다.

이 세상에 자신이 가장 존중하고 사랑해야 할 사람은 엄마도 아빠도 동생도 형도 친구도 아닌 바로 자기 자신입니다. 자신을 존중하는 방법으로 자신에게 책 읽는 소리를 들려주세요. 그 책 소리는 온 집안에 퍼져 아빠도 엄마도 동생도 형도 누나도 언니도 방도 가구도 모두 듣습니다.

책을 읽다 보면 신장에 있는 물을 끌어당기게 되지요. 신장에 있는 물은 각 오장에 들어가 다르게 변화하는데요. 간에서 눈으로 들어가 눈물이 됩니다. 폐에서 코로 들어가면 콧물, 심장에 들어가면 피와 땀으로 되고요. 비장에 들어가면 끈끈한 점액이 되고요. 신장의 물은 입안에 있는 침으로 고입니다.

책을 소리 내서 읽다 보면 입안에 침이 고이게 됩니다. 침은 혀 아래에서 생겨 입으로 나오는데요. 침은 입안을 윤택하게 합니다. 윤택한 침을 뱉으면 정을 버리는 것과 같지요.

사람은 누구나 말하는 욕구가 있습니다. 말하는 방법의 하나로 소리 내어 책을 읽어보세요. 소리 내어 책 읽는 중에 여러분 안에 있는 독소가 나오고 새로운 에너지를 충전하게 해줍니다. 세상에서 아름다운 음악은 책 읽는 소리라고 생각합니다.

오줌 쌀 뻔했네!

Oh쌤　여러분 중에 자다가 요에 지도 그려본 적이 있는 친구?

친구들은 키득키득 웃습니다. 먼저 이야기하는 친구도 없고요. 부끄럽기 때문이겠죠. 그때 얌체가 옆에 있는 다복이 옆구리를 찌르며 말을 거는군요.

얌체   다복이 너! 어렸을 적에 동화책 읽다가 잤는데, 꿈에서 곰에게 쫓기는 꿈 꾸다가 무서워 이불에 오줌 누었다며.

다복   뭐~ 언니는 그런 적 없었어. 언니도 언니 엄마한테 신나게 야단맞고 그 날 밤 중국과 유럽 지도까지 그렸다고 소문 다 났던데 뭐~.

황가   Oh쌤은 지도 그려본 적 없으세요?

Oh쌤   선생님도 어렸을 적에 지도 그렸었지요. 오줌이 너무 다급해서 화장실 가서 시원하게 볼일을 봤는데 아침에 일어나보니 요가 흠뻑 젖어 있었어요. 얼마나 부끄러웠는지요.

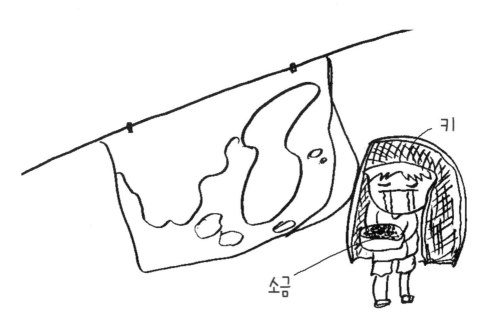

▲키를 쓰고 소금을 얻으러 다니는 오줌싸개 소년 (알곡만 골라내는 키처럼 좋은 곡식을 많이 먹고 후천지정을 저장하여 잘 자라라는 의미가 담겨있습니다. 소금은 부패를 막아주고 나쁜 기운을 몰아내는 힘이 있으니, 소금의 기운을 받아 잘 자라날 수 있습니다.)

여러분은 어렸을 때 이불에 오줌지도 그려본 적이 있나요? 예전에는 10세 전후로 친구들이 자다가 요에 오줌을 누곤 했답니다.

예를 들어, 전날에 부모님께 야단을 맞거나 개에게 놀라 도망가던 일들이 있을 때면 저녁에 자다가 흠뻑 지도를 그렸었지요. 다음날 엄마가 오줌 싼 아이에게 키를 씌우고 소금 얻어 오라 했습니다.

요에 오줌 싼 아이에게 왜 키를 둘러 소금을 얻어 오라 했을까요? 지금은 볼 수 없지만, 키는 곡식을 까불러 돌이나 쭉정이 같은 것을 골라내는 도구입니다. 오줌 싼 것이 부끄러우니 키를 씌워 얼굴을 가렸을 것입니다. 알곡만 골라내는 키처럼 좋은 곡식을 많이 먹고 후천지정을 저장하여 잘 자라나고 다시는 •오줌 싸지 말라는 의미가 있었습니다.

소금을 얻어 오라고 한 것은 소금은 부패를 막아주고, 나쁜 기운을 몰아내는 힘이 있다고 믿었기 때문이죠. 오줌싸개가 소금의 기운을 받아 잘 자라기를 기원했기 때문입니다. 수의 맛은 소금처럼 짠맛입니다.

무섭거나 놀라면 오줌을 지린 경우가 있지요. 특히 무서운 공포영화를 보거나 놀란 일을 당했을 때 '오줌 쌀 뻔했네!'라는 말을 사용하죠. 왜 그럴까요? 동의보감에는 '무서운 것과 놀란 것'을 다음과 같이 풀이했습니다.

"신장의 감정은 무서움이나 놀람이다. 무서워하는 것과 놀라는 것은 비슷하지만 약간의 차이가 있다. 무서워하는 것은 내부로부터 오는 것이고, 놀라는 것은 외부로부터 오는 것이다. 무서워하는 것은 스스로가 아는 것이다. 놀라는 것은 스스로 알지 못하는 것이다. 대개 놀라는 것은 소리를 듣고 놀라게 되는 것이다. 무서워하는 것은 밖에서 오는 자극이 원인이 되어 나타나는 마음 상태이다. 즉, 다른 사람이 잡으러 오는 것 같고, 혼자 있거나 잠을 자지 못하여 반드시 사람이 옆에 있어야 무서워하지 않게 되는 것이다. 혹은 밤에는 반드시 등불을 켜야 하는데, 등불이 없으면 무서워하는 것들이 그 예이다."

(내경편, 신(神))

무서워하는 것과 놀라는 것은 비슷한 것 같지만, 약간의 차이가 있습니다. 무서워하는 것은 자신의 마음이 스스로 만들어 상상하게 되는 마음과 같고요. 놀라는 것은 갑자기 고양이 같은 것이 나타나 획 지나가면서 소리를 냈을 때 나타나는 것이겠지요.

이럴 때 우리 몸에서 신호를 내보냅니다. 무섭거나 놀라면 바로 오줌을 지리거나 누게 되는 것이죠. 긴장되거나 초조해도 자꾸 화장실 가고 싶은 것도 이와 같은 이치입니다. 무서워 두렵거나 놀람이 신장의 감정과 연결되었기 때문입니다.

🧑 신장과 방광은 물의 바다이다

<u>신장은 물을 조절하는 기능[3]</u>을 합니다. 동의보감에는 신장의 물을 다음과 같이 말했습니다.

"신장의 물이 충만하면 동작이 가볍고 의욕이 넘쳐서 오래 산다. 신장의 물이 부족하면 머리가 어지럽고 무릎이 쑤시며 눈이 흐릿하여 사물이 뚜렷하게 보이지 않고 몸을 움직이기를 싫어하여 항상 누우려고만 한다."

신장에 물이 찰랑찰랑 충만하면 어떻게 된다고요? 뇌수가 충만하여 정력이 왕성하고 동작이 사뿐사뿐 하듯이 가볍고 기운이 넘치며 귀와 눈이 밝고 생각이 현명해집니다. 반면에 신장의 정이 부족하여 뇌수가 부족하면 어떻게 될까요? 몸이 피로하고 권태로우며 귀 울림이 생깁니다. 또한, 눈이 흐릿하며 생각이 둔해지고 허리와 무릎이 시큰거려 연약해지고 무력해집니다.

신장은 뼈를 만들고 수액을 주관하는데요. 치아는 뼈의 나머지입니다. 신장의 정기가 풍부하면 치아가 튼튼하여 쉽게 흔들리거나 빠지지 않지요. 그러나 신장의 정기가 부족하면 치아가 튼튼하지 않아 쉽게 흔

---

3) '신주수(腎主水)'라고 합니다.

들리고 심하면 빠지기도 합니다.

　신장은 정을 저장하고 정은 피를 만들며 피는 모발을 키웁니다. 모발의 발생 근원은 신장이지만 그 영양은 피에서 비롯되므로 '모발은 피의 여분'이라고 했습니다. 어리고 젊었을 때는 신장의 정기가 충만하여 머리가 검고 윤택해지지만, 노년기에는 신장의 정이 부족하여 치아가 빠지고 뼈가 약해지고 머리가 하얘지며 거칠고 윤기가 없고 빠집니다.

　신장은 오줌을 걸러주고 방광은 오줌을 내보내는 곳이지요. 신장은 항상성을 유지하고 각종 노폐물을 제거합니다. 신장은 또한 물을 조절하고 주관합니다. 방광은 신장에서 흘러나온 오줌을 저장하였다가 일정한 양이 되면 오줌길로 오줌을 내보냅니다. 방광은 찌꺼기 물을 저장하고 내보내는 곳입니다.

물에게 배우다

　수요일에는 Oh쌤과 아이들이 겨울온천 여행을 떠나는군요. 수는 물의 기운이며, 겨울을 상징합니다. 눈 내리는 날 뜨거운 온천보다는 실내 수영장으로 자리를 옮기는군요. 아이들은 서로에게 물세례를 퍼붓고 누가 더 빨리 다녀오나 내기 시합도 하는군요. 이를 어쩌나! Oh쌤은 수영을 못하니 아이들에게 물세례를 받고 코로 입으로 물이 들어가 힘들어 하는군요. 물을 만지고 놀면서 물의 고마움을 느끼는 날입니다.

가뭄 때 비가 내린 후에 땅은 촉촉해집니다. 비는 하늘과 땅과 나무를 씻어주듯이, 물은 더러운 것을 깨끗하게 씻어줍니다. 물은 아래로 어디든지 흘러갑니다. 모든 음식에 물이 들어가지요. 목욕할 때 물은 우리 몸을 씻어주고 깨끗하게 하지요. 씻기 전과 씻은 후에 몸은 다릅니다. 이처럼 물은 사람이나 자연을 변화하게 만듭니다.

신장에 정이나 물이 적다면 변화가 더디거나 덜 일어나겠지요. 신장에 물이 충만하다면 변화하는데 빠릅니다. 이렇듯 물은 변화를 일으키듯이 신장에 있는 물도 우리의 몸이나 생각의 변화를 일으키는 곳이라 할 수 있습니다.

신장은 변화의 장소[4]로 기교가 신장에서 나옵니다. 기교란 모든 일이 정교하고 능숙하다는 뜻입니다. 신장에서 나오는 물질인 정을 저장하고, 뼈인 골을 만들고 뇌로 가서 뇌수를 만듭니다. 이처럼 신장이 기교를 부려 생식, 생장, 발육하게 하지요.

신장은 정(精)을 저장하고 정은 지(志)를 간직하며 정은 지혜를 머물러 있게 합니다. 『논어』에 '지혜로운 사람은 물을 좋아한다.'라는 말이 있듯이, 물은 지혜의 상징이기도 합니다. 물은 아래로 흐르기에 겸허함이며, 모든 것을 하나로 통합하는 특성이 있습니다.

---

4) '작강지관(作强之官)'으로 부릅니다. 작강지관이란 몸을 건장하게 하는 기관이라는 뜻입니다.

우리는 물 없이는 살 수 없습니다. 우리 몸의 70%는 물로 되어 있습니다. 이 지구도 70%의 물로 덮여 있지요. 물은 생명입니다. 태아가 자랄 때도 어머니 자궁의 양수인 물속에서 자랍니다. 강은 흐르기 때문에 깨끗합니다. 몸의 혈액도 물입니다. 혈액이 끊임없이 흐르기 때문에 몸은 생명을 유지하면서 살아갑니다.

전한시대 학자 하상공은 물의 지혜에 대해 다음과 같이 말했습니다.

"동그란 곳에 있으면 동그래지고 네모난 곳에 있으면 네모가 되며, 막으면 멈추고 터주면 흘러간다. 그런데도 물은 산을 품고 언덕을 오를 수 있으니 철을 갈고 동을 녹이는 데 물보다 더 뛰어난 공을 이룰 것이 없다."

물은 어디로 가든지 다양한 모습으로 자신을 바꿔갑니다. 물이 기체가 되면 수증기로 되고, 수증기가 모이면 구름이 되어 뭉쳤다가 비로 내립니다. 추우면 눈이 되었다가 녹으면 다시 물이 됩니다. 물이 얼면 얼음이 됩니다. 이처럼 물은 자신을 다양하게 바꿔가기에 기교를 부려 변화하지요.

지혜로운 사람은 어떤 환경에서든지 물처럼 자신을 바꿔가면서 적응할 줄 아는 사람입니다. 환경 탓을 하는 것보다 환경에 적응하면서 자신을 변화무쌍하게 바꿔갑니다. 우리도 때와 장소에 따라 변화할 수 있는 지혜를 물에서 배워야 하지 않을까요?

첫째 날에는 사랑하는 사람들의 얼굴을 하나하나 보겠다…. 둘째 날에는 새벽에 일어나 먼동이 트는 웅장한 장면을 보고, 밤이 낮으로 바뀌는 가슴 설레는 기적을 바라볼 것이다…. 마지막 날에는 일찍 큰길로 나가 부지런히 출근하는 사람들의 활기찬 표정을 보며…

단언컨대 본다는 것은 큰 축복이구나. 볼 수 있음에 감사하고 살겠다. 내가 가진 두 눈에 감사하며 살겠다.

— 헬렌 켈러, 『사흘만 볼 수 있다면』중에서

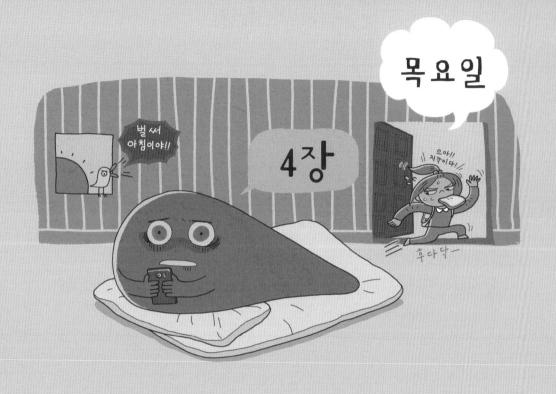

나무(木)의 장부
: 생각과 결정의 간담

🧍 목(木)의 특성

Oh쌤   오늘은 무슨 요일인가요?

십 대들   목요일이요.

Oh쌤   다 같이 목요일 노래 불러볼까요?

십 대들   목요일 목요일 나무의 날. 인자해지는 날~. 그대 이름은 동쪽에서 부는 봄바람 바람 바람♬♪. 레몬처럼 신맛이며 나뭇잎은 청록색. 간담의 근력, 얼굴은 눈, 감정은 분노, 목생화, 목극토.

Oh쌤   네, 목요일입니다. 목요일은 나무 목(木) 자를 쓰지요, 목요일에는 목의 특성과 목에 해당하는 장부에 대해 알아볼까요?

목(木)은 나무의 기운을 뜻합니다. 즉, 나무에서 목의 특성을 관찰했습니다. 나무는 땅을 뚫고 나가며 하늘을 향해 쭉쭉 뻗어 나가려는 힘 '자란다(生)'입니다.

봄이 시작될 무렵에 땅을 뚫고 나오는 새싹들을 본 적이 있나요? 꽁꽁 언 겨울 땅에는 새싹이 나올 수 없지만, 봄이 되면 동쪽에서 바람이 불어와 눈을 녹입니다. 그러면서 땅이 녹지요. 그 틈을 타고 여린 새싹이 땅을 뚫고 나옵니다. 그래서 목은 봄의 기운입니다. 봄의 나뭇잎들은 초록입니다. 초록은 목을 상징하는 색상입니다.

봄은 뭐든지 시작하는 계절이지요. 겨울방학이 끝나고 새 학기가 시

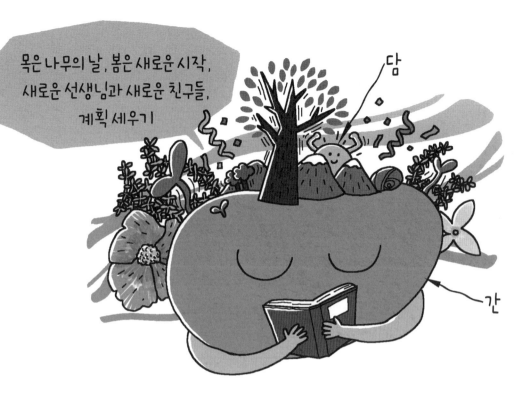

목은 나무의 날, 봄은 새로운 시작,
새로운 선생님과 새로운 친구들,
계획 세우기

담

간

▲ 목은 봄이며 시작이며 하늘을 향해 쭉쭉 뻗어 나가는
'자라는 힘'이며, 간담에 해당합니다.

작되고요. 새로운 반편성이 되고, 새로운 선생님과 새로운 친구들을 사귑니다. 이렇듯 봄은 새롭게 시작하는 기운이지요. 새 학기 때는 올해 공부를 어떻게 해야 하겠다는 새로운 계획도 세웁니다. 그래서 목은 뭐든지 새로움이고 시작이며 봄이며 따뜻한 기운입니다. 봄에는 바람(風)이 많이 불어서 봄바람이라는 말도 있지요.

영어에서 봄은 '스프링(spring)'입니다. 통통 튀어나오는 스프링이나 용수철을 상상해 보세요.

움츠려 있다가 어느 순간 팍하고 튀어나오는 힘인데요. 볼펜심을 나오게 하는 것도 스프링, 샘이 팡팡 쏟아져 나오는 온천수도 스프링이라고 해요. 즉, 어떤 사물이 지금의 상태를 벗어나 자신의 힘을 쭉 뻗치는 기운이 스프링, 봄, 목의 기운입니다. 생기, 활력이 느껴지지요.

고구려의 사신도 그림 중 동청룡이 목에 해당합니다. 동쪽을 지키는 신령이 동청룡(東青龍), 즉 '청록색의 용'이라는 뜻입니다.

봄에는 싹이 나는 계절입니다. 봄에는 적선공덕이라 하여 남몰래 선행을 베푸는 풍습이 있었습니다. 이것이 인의 마음으로 서로를 아끼는 따뜻한 마음입니다. 인의 마음은 동대문에도 있습니다. 동대문의 원래 이름은 '흥인지문(興仁之門)'으로 '인자함을 일어나게 하는 문'이라는 뜻입니다.

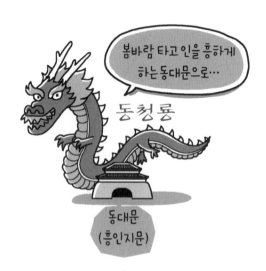

▲ 동쪽을 지키는 신령이 청룡입니다. 인을 흥하게 하는 마음이 흥인지문에 담겨있습니다.

새싹이나 나무도 땅을 뚫고 나와 쭉쭉 뻗어 가는 것이 목(木)의 기운에 해당합니다. 목의 기운에 해당하는 것을 상상해 볼까요? 봄, 여린 싹, 처음, 시작, 계획, 튀어 오름, 생기, 활력 등이 있습니다. 우리 삶으로 보자면 태어나서 고등학생 시절인 소년기까지 해당하겠지요. 목에 해당하는 장부는 '간'과 '담(쓸개)'입니다.

독을 없애는 해독차, 간

Oh쌤은 간에 관련된 광고를 십 대들에게 유튜브로 보여주고 있습니다. 황가와 얌체, 다복이가 광고를 보면서 노래하고 춤을 추네요. "간 덕분이야, 간 덕분이야~." 축구 가족 차범근과 두 아들이 다리와 어깨를 문어처럼 뼈 없는 춤을 추는데요. 일명 '차두리 간춤'이라고 하네요. "간 덕분이야." 했다가 "간 때문이야."를 십 대들이 따라 부릅니다. 여러 가지 버전을 바꿔가면서. 황가는 차두리를 따라 녹색 보자기를 두르고 녹색 슈퍼맨 코스프레도 했습니다.

황가　　Oh쌤도 함께 간춤 춰요.

Oh쌤도 함께 춤을 추려고 하지만 맘대로 되지 않습니다. Oh쌤 몸이 너무 뻣뻣했기 때문입니다.

Oh쌤   이건 간춤이 아니라 문어춤이야?

얌체   문어춤이면 어때요. 재미있는데요

Oh쌤   간은 무슨 모양일까?

다복   옆으로 누워있는 삼각형 모양으로 나왔어요.

Oh쌤   그래. 금방 영상을 본 것처럼 간은 부드러운 삼각형이 누워있는 것처럼
            되어 있지. 간은 오른쪽 배의 윗부분과 가슴 아래쪽 사이에 있으며 갈비
            뼈에 둘러싸여 보호되고 있지.

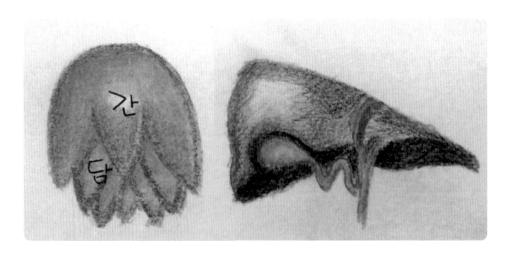

▲ 동의보감에 나온 간담   ▲ 해부학적인 간담

간은 무슨 일을 할까요?

첫째, 간은 피를 모아서 저장하는 일[1]을 합니다. 간은 피의 양을 조절하고 피가 나는 것을 막아주는 역할도 합니다.

우리가 먹는 음식은 소화기에서 잘게 부숩니다. 잘게 부순 것들은 피(혈액)와 살로 가고 뼈도 만들고 오줌, 똥으로도 갑니다. 소화기에서 흡수한 혈액은 모두 간으로 모입니다. 간은 왜 피를 모을까요?

그 이유는 해독하기 위해서입니다. 해독이란 독을 없애준다는 뜻인데요. 우리가 먹은 음식 중에는 완벽하게 깨끗한 것이 없습니다. 아주 조금이라도 독성이 있지요. 소화기를 거친 음식물이 피로 만들어지는데요. 이 피가 간을 거치지 않고 바로 심장으로 간다고 생각해 보세요. 그러면 독이 있는 피가 심장으로 갑니다. 그 피가 온몸으로 퍼지면 우리는 바로 죽게 될 수도 있거든요. 그래서 우리가 먹은 음식의 영양소인 피가 온몸에 퍼지기 전에 간에서 먼저 독을 없애줍니다. 즉, 간은 피의 독을 없애주는 해독차 역할을 합니다. 이것을 간의 '해독작용'이라고 합니다. 해독한다고 해서 간을 '화학공장'이라고도 합니다.

간에서 독을 제거하는 기능을 향상하고 싶나요? 숙주나물이나 녹두를 먹으면 간에서 독성을 제거하는 물질이 많아집니다. 그러나 이런 음식은 한약을 먹을 때 금지하는 음식이지요. 왜냐하면, 간의 독성을 제거하는 물질이 향상되어서 한약의 효과도 다 제거하기 때문이지요. 녹두

---

1) '간장혈(肝藏血)'이라 합니다.

나 숙주나물은 간을 강하게 만드니까 약의 효력도 모두 없앱니다. 간이 약하면 이런 숙주나물이나 녹두를 먹으면 간이 건강해질 수 있습니다. 다만 한약 먹을 때는 조심해야겠지요.

간 때문이야? 간 덕분이야?

해독한 피는 어디로 갈까요? 해독한 피는 이제 온몸으로 돌아다닐 준비가 되었습니다. 즉, 간이 피를 모으고 저장하는 것은 온몸에 피를 뿜어주기 위해서입니다. 간에서 해독한 피를 온몸에 흐르도록 합니다.[2]

우리가 잠을 자고 휴식할 때는 혈액이 간으로 돌아갑니다. 이때 피는 간에서 쉬는 역할을 합니다. 우리가 아침에 눈을 뜨고 일어날 때는 간이 가장 먼저 깨어납니다. 움직이는 동안 쉬었던 피가 경맥에 흐르지요. 경맥이란 기운과 피가 흐르는 통로를 말합니다. 간은 피를 저장하고 심장은 피를 움직이게 하고 온몸을 돌아다니게 합니다.

사람이 자연이듯이, 아침에 해가 뜨면 일어나고 해가 지면 잠을 자고 충분한 휴식을 취해야 합니다. 하지만 이렇게 하지 않으면 '간 때문이

---

2) '간주소설(肝主疏泄)'이라 합니다. 간주소설이란 간이 온몸의 기운, 혈액이나 몸에서 나오는 진액 등을 소통시키고 내보내서 원활하게 흐르도록 하는 작용입니다.

야.' 노래를 불러야 합니다. 밤늦게까지 스마트폰이나 컴퓨터 게임을 하느라 잠을 자지 못하면 간이 피곤합니다. 여러분이 부른 '간 때문이야'는 몸이 휴식을 취하지 못하기 때문에 나온 노래입니다.

충분한 휴식과 규칙적인 생활은 '간 덕분이야.' 노래를 불러야겠지요. 간이 피를 받으면 볼 수 있고(간으로 통하는 구멍은 눈이기 때문입니다.), 다리가 피를 받으면 걸을 수 있고, 손이 피를 받으면 잡을 수 있고, 손가락이 피를 받으면 쥘 수 있습니다. 만약 우리 몸에 피가 없으면 우리는 살아서 움직일 수도 볼 수도 걸을 수도 없게 됩니다.

이렇듯 피는 우리 몸에서 중요한 역할을 합니다. 충분한 휴식을 취해야 간에 피가 모이고 온몸을 돌아다니게 하는 간주소설이 됩니다.

여러분은 충분히 휴식하고 있나요? 밤에 우리가 잠을 잘 때 간도 휴식을 취하지요. 우리가 만약 잠을 못 자고 휴식도 취하지 못한다면, 우리 몸은 지쳐서 쓰러지고 과하면 죽음을 맞이하게 됩니다. 그래서 몸은 휴식을 취해야 합니다. 잠을 낭비라고 생각하는 친구들이 있나요? 잠은 낭비가 아니라 옛 성현들은 잠을 자는 것도 일종의 수련이라고 했습니다.

스마트폰, 너 때문에 간이 열 받아!

얌체   다복이 지난달에 지각을 두 번이나 했대요. 그것도 아주 늦게 학교에 갔대요.

Oh쌤   다복아! 무슨 일 있었니?

다복   제가요, 스마트폰으로 게임을 하다가요. 3시 넘어서 잤거든요. 엄마가 학교 가라고 깨운 것 같았는데 꿈속에서 들었는지 가물가물했어요. 일어나보니 아침 10시가 넘었어요. 그날 엄마가 출장이라고 새벽에 저를 깨우고 가셨는데, 저는 그것이 꿈인 줄 알았어요.

Oh쌤   한 번도 아니고 두 번씩이나!

다복   아~ 글쎄, 그 일이 있었던 후에, 엄마가 학교 가는 일은 제 일이라면서, 앞으로 안 깨우겠다고 말씀하셨거든요. 그냥 하시는 말씀이려니 생각했는데, 다음에는 정말로 저를 안 깨웠어요. 화장실 가려고 일어났는데 오전 11시인 거예요. 심장이 벌렁벌렁하고 어찌할 바를 몰랐어요. 그런데 엄마는 웃으면서 저에게 '굿모닝' 하고요. 학교 선생님께 전화가 왔었는데, 제가 '지금도 자고 있다.'라고 말씀하셨대요. 그날 학교 갔는데요. 급식시간에 도착했어요. 애들이 저보고 급식 먹으러 학교 왔느냐고 농담하고요. 선생님은 저에게 어떻게 학교에 늦었는지 A4용지에 20줄 이상 쓰게 하셨어요. 그리고서 그것을 친구들 앞에서 읽게 하셨어요. 읽은 후에, 친구들의 의견을 선생님이 물었는데요. 저처럼 아침에 못 일어나 엄마가 깨우는 애들이 많이 있었어요. 선생님은 이건 저만의 문제가 아니라, 저를 예로 들면서 반 친구들에게도 과제를 내주었어요. 저녁 몇 시에 잠이 들고 아침에 어떻게 일어나 학교에 오는지를 관찰하라고 하셨어요. 그리고 관찰한 결과를 매일 10줄 이상 쓰라고 하셨어요. 선생님도 엄마와 같은 말씀을 하셨어요. 학교 다니는 일은 자기 일인데, 어떻게 날마다 엄마가 깨우는 것이 당연하냐고요. 이것을 2주일 이상 쓰니까 조금 알게 되었어요. 제가 밤늦게까지 게임하느라 아침에 일어나기 힘들다는 것을요.

황가 다복이 이젠 지각하지 않겠네.

다복 응, 지각은 겨우 면했는데, 그래도 잠자리에서 나도 모르게 스마트폰에 손이 가.

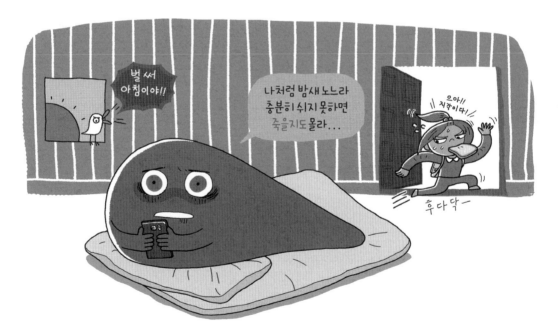

▲ 밤새 스마트폰을 하면 간이 휴식을 취하지 못해 아침에 일어나지 못합니다.

여러분도 다복이처럼 밤을 하얗게 지새우면서 컴퓨터나 스마트폰으로 게임 하나요? 그래서 눈이 쉴 틈을 주지 않나요? 눈이 쉬고 싶어도 쉴 수 없게 만드는 것들이 주위에 많습니다. 학교에서는 전자칠판과 모니터를 보고 수업합니다. 길을 걸어갈 때도 나무나 숲 대신 휘황찬란한 광고간판으로 눈이 어지럽습니다. 집에서는 TV를 보거나 컴퓨터나 스마트폰으로 게임을 하지요. 잠시도 눈을 쉴 수가 없어요.

아침에 눈을 뜨면서부터 잠자리에 들 때까지 스마트폰 안 하는 시간이 얼마나 될까요? 아니 차라리 스마트폰 하는 시간을 알아내는 게 더 빠를 것 같습니다. 일어나면서부터 학교 갈 때, 수업시간에, 쉬는 시간에, 집에서 등등. 스마트폰을 사용하는 여러분 눈은 잠시도 쉴 수가 없습니다. 또한, TV와 애니메이션 등 영상물을 보면서 이렇게 눈을 마구 부려 먹은 여러분에게는 어떠한 일이 벌어질까요?

동의보감에는 눈의 피로를 다음과 같이 말했습니다.

"오장육부의 정기는 모두 위로 올라가 눈에 주입됨에 따라 사물을 보는 기능이 생겨난다. 따라서 눈은 장부의 정기가 모여 있는 곳이라 할 수 있는데, 신장의 정기는 눈동자에, 간의 정기는 검은자위에, 심장의 정기는 혈락(양 눈 끝)에, 폐의 정기는 흰자위에, 비장의 정기는 눈꺼풀에 주입되는 것이다. 오장의 정기는 눈의 맥락과 합병되어 목계(木係, 목의 기운과 통로)를 형성하는데, 목의 기운과 통로는 위로 올라가 뇌에 닿고 뒤로 나아가 목덜

미에 이른다. 따라서 병이 나게 하는 나쁜 기운이 목덜미로 들어올 때 인체의 정기가 부실하다면 병이 나게 하는 나쁜 기운이 깊이 침입하여 목의 기운을 따라 뇌로 들어가는 것이다. 병이 나게 하는 나쁜 기운이 뇌로 들어가면 머리가 어지럽고 눈이 땅기며 사물을 볼 때 눈앞에 꽃이 피는 것처럼 어지럽고 사물이 빙빙 도는 듯이 보이는 증상이 나타난다. 심하면 눈앞이 어질어질해지고 한 가지 사물을 둘로 보이게 착각한다."

(외형편, 눈)

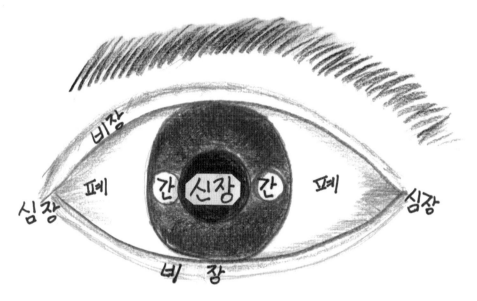

▲ 눈에는 장부의 정기가 모두 있습니다.

눈은 오장육부의 정기가 모이는 곳으로 눈을 너무 피로하게 하면 혼백이 흩어지고 마음이 어지럽게 된다고 했습니다. 다시 말하면, 눈을 뜨고 있어도 멍해지고, 보고 있어도 제대로 볼 수가 없게 됩니다. 이런 증상이 나타나기 전에 아름다운 세상을 보고 즐길 수 있도록 눈을 보호해야겠지요.

간은 눈으로 통하는 구멍입니다. 간은 쭉쭉 뻗어 나가는 나무의 기운입니다. 우리 몸에서 가장 멀리 갈 수 있는 것이 눈입니다. 멀리 볼 수 있기 때문입니다. 그래서 눈에는 양의 기운이 가득 차다고 말할 수 있지요. 총 중에서 가장 무서운 총은 눈총입니다. (^ ^)

디지털디톡스 운동으로 간을 쉬게 하자

눈을 많이 사용하면 간이 열 받아요. 피를 저장한 간이 열 받으면 피가 뜨거워지면서 마르겠지요. 그러면 눈도 열 받습니다. 컴퓨터나 스마트폰을 많이 사용하면, 그곳에서 나오는 전자파 열이 눈으로 갑니다. 그러면 촉촉하던 눈이 말라요. 눈에 있는 물이 마르면 어떻게 될까요? 눈이 침침하고 건조하면서 깔깔하고 뻑뻑해집니다. 심하면 어두운 곳에서 물건을 구별할 수 없는 야맹증 현상까지 나타날 수 있습니다. 스마트기기를 과도하게 사용하면 눈의 깜빡임이 줄게 되어 안구건조증을 가져오게 된다는 연구결과도 있습니다.

여러분이 하는 스마트폰 게임은 늘 눈을 과도하게 사용하게 합니다.

스마트폰에서 나오는 전자파로 눈이 피로해지죠. 공부하려고 책을 펴면, 눈이 피로해서 책에 있는 글씨가 보기 싫어요. 기억력의 천재이자 두뇌계발 강연으로 세계적인 명성을 얻고 있는 에란 카츠(Eran Katz)의 말에 따르면, "공부에 집중하다 스마트폰을 40초만 봐도 다시 공부에 집중하기까지 20분의 시간이 걸린다."라고 합니다.

이렇듯 처음에는 자신이 주인이 되어 스마트폰을 통제하고 조절했는데, 어느새 스마트폰 없이는 살 수 없고, 책도 보기 싫어지죠. 손에 잡히는 스마트폰 없이 살 수 없는 스마트폰의 노예로 서서히 길들여질 수 있습니다.

그래서 요즘에는 하루라도 스마트폰, 태블릿 PC, 노트북, 디지털카메라 등 스마트기기로부터 자유로워지려는 움직임이 전 세계적으로 일어나고 있는데요. 바로 '디지털디톡스' 운동입니다. 이것은 디지털기기들과 잠시라도 멀어짐으로써 정신적 여유를 회복하고자 하기 위함입니다. 노트북 대신 종이노트를 사용해서 펜으로 써보기, 컴퓨터게임 대신 보드게임, e북 대신 종이로 된 책을 소리 내서 읽어주고 들어주기, 배드민턴 혹은 농구나 축구, 피구 등의 운동하기, 산책하면서 일상의 이야기 나누기 등으로 펼쳐지고 있습니다.

여러분도 일주일에 한 번은 디지털디톡스 운동을 실천해보는 게 어떨까요? 카톡이나 문자 대신 쪽지에 글을 써서 보내면 신선하게 느껴지지 않을까요?

옛말에 '몸이 1,000냥이면 눈은 900냥'이라고 했습니다. 몸의 90퍼센트를 차지하는 것이 눈입니다. 만약에 여러분이 눈이 없다고 생각해 보세요? 아무것도 볼 수 없는 깜깜한 세상에 살겠지요.

들지도 보지도 말할 수 없었던 헬렌 켈러는 『사흘만 볼 수 있다면』 자서전에서 다음과 같이 말했습니다.

"첫째 날에는 사랑하는 사람들의 얼굴을 하나하나 보겠다…. 둘째 날에는 새벽에 일어나 먼동이 트는 웅장한 장면을 보고, 밤이 낮으로 바뀌는 가슴 설레는 기적을 바라볼 것이다…. 마지막 날에는 일찍 큰길로 나가 부지런히 출근하는 사람들의 활기찬 표정을 보며… 단언컨대 본다는 것은 큰 축복이구나. 볼 수 있음에 감사하고 살겠다. 내가 가진 두 눈에 감사하며 살겠다."

이렇듯 볼 수 있다는 것은 축복이며 감사함입니다. 그러니 눈을 아끼고 잘 보호해야겠지요.

여러분도 온종일 학교생활 하고 친구와 놀면서 몸과 마음이 지치지요. 그럴 때 몸이 휴식을 원하듯 눈도 휴식을 원합니다. 이렇게 눈이 건조하고 마를 때는 국화차나 구기자차가 좋습니다. 음료수 대신 꽃이나 뿌리 열매 차를 마시는 것은 자연과 내가 하나 됨을 느끼게 하지요. 또한, 디지털디톡스 운동을 실천해보는 기회입니다.

간이 좋으면 근육 튼튼, 손발톱 반짝반짝 윤이나

우리가 먹은 음식물에서 얻어진 곱고 맑은 물질은 간으로 퍼집니다. 간은 근육을 기릅니다.[3] 근력이 튼튼하면 피로를 이길 수 있습니다.

제가 어렸을 때 본 TV 광고가 생각나는데요. "피로야 물렀거라." 하면서 곰이 두 발을 앞으로 들면서 나오는 장면이 있습니다. 곰의 근력과 간담의 건장함을 나타낸 것입니다. 또한 '피로회복 간장보호' 하면서 차두리 축구선수가 녹색 슈퍼맨 복장을 하고 하늘을 날지요. 간은 나무의 기운으로 청록색을 나타내기 때문에 차두리 선수의 슈퍼맨 옷이 녹색입니다.

눈이 피로하고 간이 열 받으면 간에서 보내줄 피가 임무를 수행하지 못하겠지요. 그러니 근육도 약해지면서 몸을 떠는 증상이 나타납니다.

간은 '바람'과 연결되어 있습니다. 바람이 불면 나뭇잎이 떨리듯이 간이 열 받으면 근육을 떨게 됩니다. 이것은 몸이 떨리는 증상으로 나타납니다. 예를 들면, 자면서 혹은 걷다가 쥐나는 증상, 눈 밑이 떨린다거나, 틱 장애, 특히 손을 떠는 것, 앉은 자세로 자신도 모르게 다리를 계속 떠는 것, 머리를 계속 떤다든가 등등. 이는 간에서 열이 나기 때문에 몸이 떨리는 증상으로 나타납니다.

선생님이 가르치는 학생 중에 발을 유난히 떠는 학생이 있었는데요. 마침 엄마에게 스마트폰을 뺏겨서 못하게 되었지요. 그 학생은 2주일

---

3) '간주근(肝主筋)'이라 합니다.

정도 스마트폰을 안 하니, 다리 떠는 증상이 없어졌다고 말해주더군요. 물론 눈과 간의 연결에 대해 선생님께 강의를 들은 학생이었습니다.

'손발톱은 근력의 여분이다.' 간에 있는 피의 영양분이 넉넉하면 손발톱이 견고하고 불그스레하며 윤기가 있습니다. 만약 간에 있는 피의 영양분이 부족하면 손발톱이 건조하여 얇고 거칠어집니다. 또한, 색이 없고 심하면 쉽게 부러지기도 합니다.

간이 열 받으면 저장하는 혈액량이 부족합니다. 혈액량이 부족하면 근육을 기르지 못하니까 여성의 자궁에 있어야 할 피를 충족시키지 못합니다. 그래서 월경량이 적어지고 심하면 일찍 폐경이 될 수도 있습니다.

우리의 마음이나 영혼을 다른 말로 '혼·신·의·백·지'라고 합니다. 이는 각각 오장에 깃들어 있는 마음이나 영혼을 말하는데요. 신(神)은 심장에, 의(意)로운 마음은 비장에, 백(魄)은 폐에, 의지(志)의 마음은 신장에 있습니다. 혼은 간혈(간에 있는 피)에 깃들어 있습니다.[4] 간이 혈액을 충분히 저장하면 간혈이 충족됩니다. 그래서 혼이 잘 머물게 되어 잠자리가 편안합니다.

"사람이 잠이 들면 피는 간으로 돌아간다. 만약 피가 간으로 잘 돌아가지 못하면 놀란 것처럼 가슴이 두근거리고 잠을 자지 못하게 된다."

(내경편, 몽(夢))

---

4) '간장혼(肝藏魂)'이라 합니다.

간이 좋으면 근육 튼튼, 손발톱 반짝반짝 윤이나

만약 간이 피를 저장하지 못하면 혼이 제자리를 지키지 못합니다. 그 결과 꿈을 많이 꾸고 잘 놀라며 잠자리에 들어서도 편하지 않고 잠꼬대나 몽유 같은 증상이 나타납니다. 특히 <u>불을 켜 놓은 채 잠을 자면 정신이 불안해진다</u>고 했습니다. 우리가 눈을 과도하게 사용하면 간에 많은 일이 일어나는군요. 특히 스마트폰을 쉴 새 없이 사용하면 간에 열이 나지요. 열이 나면 눈 속에 있는 물이 마르고 근육도 자라나지 못하죠. 손발톱 윤기도 없고 쉽게 부러지죠. 월경량도 줄어들죠. 잠도 편안하게 못 자죠, 등등. 간이 좋아지려면 우리 눈이 편안히 휴식해야겠네요.

 ## 간이 아프면 화를 자주 내요

얌체   다복이 요새 부쩍 짜증도 많고 신경질을 자주 내요.

다복   내가 언제 그랬다고 그래? 언니는 나한테 화 안 냈나 뭐?

황가와 얌체   간 때문이야♪ 간 때문이야♬♬~

다복   언니가 자꾸 놀리니까 언니 때문에 더 화가 난단 말이야.

황가와 얌체   간 때문이야♪ 간 때문이야♬♬~ 하하하하하.

요즘 다복이가 짜증이나 화를 자주 내는데요. 가만 살펴보니 밤새 컴퓨터게임을 하느라 잠도 제대로 못 자고 휴식을 충분히 취하지 못하고 있네요. 수업시간에 책상에 엎드려 있고요. 다복이에게 왜 이런 증상이 자주 나타날까요? 물론 몸이 휴식하지 못하니 피곤하고 힘들어서이겠지요.

간과 관련된 감정은 분노입니다. 즉, 화를 잘 낸다는 뜻이지요. '동의보감'에는 간과 분노의 관계를 이렇게 말했는데요.

"지나치게 성을 내면 간이 상하여 피가 저장되지 못한다. 성낸 기운이 간을 손상시켜 피를 토하게 한다."

간이 무슨 모양이었지요? 누워 있으면서 각이 부드러운 삼각형 모양이었지요. 화내면 간 모양 끝이 뾰족해집니다. 모양이 정말 뾰족하다는 것이 아니라 간의 마음이 뾰족뾰족 날이 서지요. 간의 마음이 뾰족해지면 날카롭겠지요. 화내면 간의 삼각형이 날카로워 남도 찌르고 자신도 찌릅니다.

예를 들어, 우리가 열 받아 있을 때 누군가 싫은 소리 하면 화를 냅니다. 마찬가지로 간이 열 받아 있을 때, 엄마나 아빠 혹은 친구들이 하는 말에 과도하게 반응합니다. 신경이 예민해서 화를 잘 내든가 혹은 내향성이라 표현하지 못하면 속으로 담아두고 화를 내지요. 그렇게 되면 서로 간에 관계가 어색해집니다. 어색하고 화나니까 다시 스마트폰 속으로 숨어버려요. 그러면 또다시 간이 열 받고요. 이런 악순환이 계속되겠지요.

간은 목(木)의 기운, 즉 나무는 봄에 쭉쭉 뻗치면서 시작하는 힘입니다. 간이 나무 기운과 연결된다는 것은 피(혈)를 내 뿜어 주는 힘이 그만큼 강하다고 볼 수 있습니다. 그래서 감정 중에서 분노와 연결됩니다. 무언가 자극받았을 때 분노가 일어나는 것은 나무의 기운처럼 쭉쭉 뻗기 때문입니다. 간이 너무 강해도 너무 약해도 자주 분노하고 화를 냅니다.

'과유불급(過猶不及)'이라는 말이 있듯이, 넘치면 부족한 것만도 못하다는 뜻입니다. 배고픈 것보다 너무 많이 먹어서 배부른 것이 더 고통입니다. 마찬가지로 간의 상태가 차고 넘쳐도 분노하지요. 친구와 놀다가 싸우면 여러 가지 형태로 나타나는데요. 혹시 친구 중에 자주 화를 내는 친구가 있나요? 아마도 그 친구는 간이 안 좋을 가능성이 있을 겁니다.

엄마나 아빠 혹은 친구나 동생에게 화를 낼 때가 있지요. 그때는 상대에게 화를 내는 것보다 화를 내다보면 자신이 더욱 화가 나는 경우가 있습니다. 왜냐하면, 화를 낸 후 기분이 더욱 안 좋아지는 이유는 바로 자신을 잃어버렸기 때문입니다.

독일의 유명한 철학자 니체가 이런 말을 했습니다.

"진정으로 자유로워지고 싶다면 자신의 감정이 날뛰지 않도록 통제해야 한다. 감정을 풀어놓으면 감정이 자신을 휘두르고 감정이 이끄는 방향으로 몸과 마음이 결국 자신을 자유롭게 하지 못하기 때문이다."

감정을 통제하지 못하면 감정의 주인이 아니라, 감정의 노예가 됩니다.

성경에도 이런 말이 있습니다. "급하게 화내지 마라. 분노는 어리석은 사람의 품에 머무는 것이다." 화를 잘 내는 사람은 화를 지배하고 통제하는 주인이 아니라 화의 노예가 됩니다.

우리는 살면서 '엄마나 아빠 때문에, 선생님 때문에, 언니 때문에, 형 때문에, 오빠 때문에, 친구 때문에, ○○ 때문에' 등등 온갖 핑계를 많이 댑니다. 이렇게 핑계와 변명만 하고 자신의 선택에 책임지지 않는다면, 삶의 주인은 자신이 아니라 핑계의 노예가 됩니다. 다시 말하면, 자신이 상황을 통제하고 조절하는 주인이 아니라, 상황에 지배받는 노예가 될 수 있습니다. 결과적으로 자신이 비겁하고 수동적인 사람이 됩니다.

수동적이고 책임을 회피하는 사람은 간을 튼튼하게 할 수 없습니다. 어떠한 조건과 환경에서도 일이 일어났다면, 내가 책임지는 사람, 적극적인 사람이 되는 것이죠. 이런 마음으로 자신에게 일어나는 일을 책임지면 간이 튼튼해집니다. 간이 건강하면 화도 덜 내게 되지요. 적극적인 사람은, 어떠한 조건에서도 자신이 주인이 되는 자유로운 사람이 될 수 있지 않을까요?

🧒 내 것이라는 집착이 간을 뭉치게 해요

간은 봄에 피는 나무에 해당합니다. 나무는 흙을 뚫고 나와요. 이것을

'목극토'라고 합니다. 간은 딱딱하고 뭉친 것을 흩어주는 역할을 합니다.

　누군가 밉고 싫고 짜증 내고 집착하는 것은 부정적인 감정들인데요. 이것을 '스트레스'라고 부릅니다. 부정적인 감정이 하나둘 모이면 커집니다. 작은 눈을 자꾸 뭉치면 큰 눈사람이 되듯이, 부정적인 감정이 자꾸 쌓이다 보면 뭉치게 되지요. 간은 이렇게 뭉친 감정을 흩어지게 합니다.

　예를 들어, 내 몸을 내 것으로 생각하나요? 아닙니다. 사람의 몸은 자연에서 빌려 왔다고 했습니다. 내 몸은 내 것이면서도 아빠와 엄마가 낳아주셨으니 부모님 것이기도 합니다. 또한, 형이나 누나 혹은 동생이 있다면 그들과 형제자매가 되지요. 그들의 것이기도 해요. 그것뿐인가요? 학교나 학원에 가면 친구나 선생님들이 있지요. 나는 친구나 선생님의 것이기도 해요.

　반대로 생각하면, 엄마가 엄마 것이기만 하나요? 엄마는 아빠 것 형이나 누나 동생의 것, 나의 것이기도 합니다. 자살은 내 몸이 엄마나 아빠, 형제자매, 친구나 선생님과 함께하는 공동체에 속하지 못하고, 그저 자신의 몸이 '자신만의 것'이라는 생각 때문에 일어나는 현상입니다.

　동의보감에는 사람의 몸이 어떻게 형성되었는지가 나오는데요.

"모발, 치아, 뼈, 손발톱은 땅에서 빌리고, 콧물, 정, 혈, 진액은 물에서 빌리고, 몸이 따뜻하고 뜨거운 것은 불에서 빌리고, 정신이나 혼과 활동은 바람에서 빌린다. 이는 땅과 물, 불과 바람이 잠시 합쳐져서 사람이 생겨나는 것이다. 지기(地氣, 땅의 기운)가 왕성하면 뼈가 쇠처럼 굳고, 수기(水氣, 물의 기운)가 왕성하면 정(精)이 옥처럼 맑으면, 화기(火氣, 불의 기운)가 왕성하면 기운이 구름처럼 퍼지고, 풍기(風氣, 바람의 기운)가 왕성하면 지혜가 신(神)처럼 늘어난다."

(내경편, 신형(身形))

우리 몸이 땅에 있는 흙과 물, 불과 바람에서 잠시 빌려 사람이 된다고 합니다. 땅의 생기가 우리 몸에 가득하면 뼈가 쇠처럼 단단합니다. 물의 기운이 활동적인 생명력을 갖고 있으면 신장에 물이 찰랑찰랑합니다. 이 물이 뼈를 자라게 하는 골수가 되고, 뼈 안에 있는 척수, 뇌로 올라가면 뇌수가 됩니다. 뇌수는 최고의 정수(精髓)가 모이므로 머리가 맑아지고, 골수와 척수 또한 좋으니 몸이 옥처럼 맑습니다. 불의 기운이 힘이 넘치고 활발하면 몸의 힘이 구름처럼 멀리 퍼집니다. 바람의 기운이 활기차면 지혜가 신(神)처럼 많아집니다. 사람은 어머니 몸에서 나와 자연의 어머니 흙으로 돌아갑니다. 몸은 자연에서 빌려 온 것이라 볼 수 있습니다.

동의보감에는 사람을 작은 우주(소우주)라고 했습니다. 나는 작은 우주이며, 우주의 한 부분입니다. 내가 있음으로써 네가 있고 우리가 있습니다. 우리는 모두 우주의 한 부분을 차지합니다. 태어난 생명이 축복이듯이, 죽을 때도 내 몸을 잘 쓰고 우주에 되돌려 주어야 합니다.

다른 예를 들어볼까요. 하늘이 내 것인가요? 우리가 숨 쉬는 공기가 내 것인가요? 산이 내 것인가요? 자연에서 잠시 빌려다 사용하는 것입니다.

자연은 아무 조건 없이 우리에게 하늘과 공기와 바다와 산을 주었습니다.

자연에서 내 몸을 빌려서 내 것이 아니듯이, 친구도 나만의 것이라는 집착에서 벗어나야 합니다. 특히 여학생들은 자신의 친한 친구가 다른 친구와 사귀는 것을 싫어하는 경향이 있는데요. 나만의 친구는 없습니다. 친구가 다른 사람을 사귀는 것은 그 사람의 자유입니다. 그것에 대해 시기하는 것은 집착이요, 친구가 다른 사람을 좋아하는 것을 사귀지 말라고 말하는 것은 간섭이며 그 사람의 자유를 침해하는 것입니다.

내가 친구에게 잘 해주면 친구도 나에게 잘해줄 거라는 기대를 버려야 합니다. 기대 없이 주는 게 사랑이며 우정입니다. 기대한 것이 자신에게 돌아오지 않을 때 친구를 원망하고 미워하게 됩니다. 사랑을 비겁하게 구걸할 필요가 없습니다. 오는 친구 반갑게 맞이하고, 친구가 떠나면 책 읽고 공부하거나 자신이 좋아하는 취미생활 하면 됩니다. 떠난 친구는 흔쾌히 보내는 마음이 있어야 자유롭게 살아갈 수 있습니다.

마음이 뭉치는 것은 '자기 것'이라는 집착 때문입니다. 소유해야 하고 내 것이라는 생각이 강하면 간이 딱딱하게 뭉칩니다. 뭉치다 보면 열이 나고 화가 나요.[5] 이 뭉친 것을 흘어주려면 내 것이라는 소유나 집착보다는 마음이 늘 흘러가고 나누는 순환의 마음이 필요합니다.

---

5) '간화상염(肝火上炎)'이라 합니다.

간담이 센 이순신 장군

    Oh쌤은 세 아이와 함께 아산 현충사를 찾았습니다. 이순신 장군을 만나러 가는 길에 쭉쭉 뻗어있는 소나무가 양쪽으로 늘어서 있습니다. 이순신 장군의 기를 받아서 올곧고 늠름하고 기상이 깃든 소나무가 쭉쭉 하늘을 향해 뻗어 있습니다. 먼저 이순신 장군 초상화가 모셔져 있는 사당에 가서 향을 피우고 참배를 합니다. 참배를 마친 일행은 5백 년이 넘은 은행나무를 보러 가는 길에 Oh쌤이 십 대들에게 질문합니다.

Oh쌤   간과 담은 오행 중에서 어디에 해당하지?

십 대들   목이요.

Oh쌤   하늘을 향해 쭉쭉 뻗어있는 저 소나무들을 봐. 나무 목처럼 생겼지.

    나무는 위로도 쭉쭉 뻗지만, 나뭇가지는 옆으로도 퍼지지요. 그래서 간이 좋으면 어떤 일을 계획하고 앞으로 쭉 추진할 수 있습니다. 생각을 깊이 하고 결정을 잘합니다. 동의보감에 '간은 장군의 기관으로 모려가 여기서 나온다.'라고 했습니다. 여러분은 이순신 장군을 잘 알고 있지요. 간을 장군에 비유했어요. 간은 강하고 용맹스럽고 결단력이 있는 장군과 닮았다고 봤거든요. 장군의 말 한마디로 전쟁을 시작하고 끝을 맺습니다.

    〈명량〉이란 영화를 보았나요. 그 영화를 보면 이순신 장군이 부하들에게 "포를 쏘라, 배를 돌려라, 배 위에서 맞서서 싸우라, 후퇴하라." 등 명령을 합니다. 이순신 장군은 더는 물러날 수 없다는 결사의 각오로 병사들을 질타하면서 다음과 같이 말했습니다. "병법에 이르기를 '필사즉생 필생즉사, 일부당경 족구천부'(必死則生必生則死 一夫當逕足懼千夫), 죽고자 하면 살고, 살고자 하면 죽을 것이다. 한 사내가 길목(울돌목 출구)을 지키면 천 사내를 떨게 하기에 족하다."라고 했습니다. 이런 결단을 내린 이순신은 명량해전에서 열두 척의 배로 대승리를 거두었습니다.

반대로 이순신과 맞대응한 일본군의 장군은 명령을 잘못 내렸지요. 그 결과 일본군 배와 부하들이 모두 바다에 침몰하고 빠져 죽었잖아요. 그만큼 장군의 말 한마디는 수많은 부하를 죽이기도 살리기도 합니다.

그렇다면 '모려'란 무엇일까요? 모려란 어떤 일을 꾀할 때 일어나는 깊은 생각과 책략입니다. '간(肝)'은 육달월(肉)과 방패 간(干)이 합쳐진 글자입니다. 방패란 싸움을 할 때 적의 무기로부터 나를 보호해주는 역할을 합니다. 적진을 향해 나아가야 할 때와 물러설 때를 아는 것입니다.

전장에서 싸움할 때, 한 손에는 방패를 들고 한 손에는 적을 향한 무기를 들지요. 상대를 향해 찌르기도 하고 상대가 내 몸을 위협하면 방패로 막고 보호합니다. 이는 순간의 선택과 결단에서 나온다고 할 수 있습니다. 그렇다면 간은 무엇으로부터 막을 수 있을까요? 간은 밖에서 오는 병균과 세균과의 싸움으로 몸을 지키는 장군으로 보았습니다.

이순신은 일본과의 해전에 앞서 지형과 바람을 살폈습니다. 직접 울돌

목에 나가 해류를 보면서 지략과 책략을 세웠습니다. 마지막으로 전쟁에서 백성들의 민심을 얻었습니다. 머물고 있던 터전을 불로 태워 더는 물러날 곳이 없다는 것을 병사들에게 보여주었습니다. 이 전장에서 이기지 못하면 그 자리에서 죽을 수밖에 없는 선택의 여지가 없게 만들었습니다. 그 결과 병사들은 살기 위해서 죽기 살기로 일본군과 싸울 수 있었습니다.

이순신은 깊은 생각인 모려를 했기 때문에 작은 변화가 오더라도 한 번 내린 결단을 바꾸지 않았습니다. 하지만 간이 약한 사람은 깊은 생각인 모려를 할 수 없습니다. 작은 변화가 오면 금방 내린 결정을 뒤바꾸

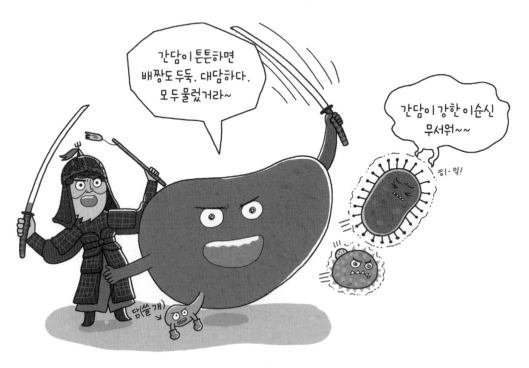

▲ 간담이 건강하면 결정을 잘하고 쭉쭉 밀고 나가는 힘이 강합니다.

고 우유부단해지지요. 작은 희생을 치르더라도 전체적인 승리를 이끌어내는 것이 장군의 깊은 모려의 힘입니다. 이순신 장군은 분명 간담이 튼튼했을 것입니다. 동의보감에서는 말합니다.

"간은 피를 저장하는데, 피가 부족하면 무서워한다. 대개 간담이 너무 과하면 성을 잘 내고 용감하다. 간담이 허약하면 잘 무서워하고 용감하지 못하다."

이순신 장군처럼 용감하고 지혜로운 사람을 뭐라고 하나요? '간담이 세다. 배짱이 좋다. 대담하다.'라고 하지요. 간담이 강하면 전투에서 흔들리지 않는 힘처럼 결정을 쭉쭉 밀고 나갑니다.

결단의 수호자 - 담주결단과 결단출언

간이 모려를 했다면 담은 결단을 내립니다. 결단은 담이 담당합니다. 담은 간 아랫부분에 붙어 있는데요. 마치 배 모양의 주머니처럼 생겼으며 쓸개라고 부르기도 합니다. 간은 담즙을 만들고, 담은 간이 만든 담즙을 저장합니다. 이 담즙은 아주 맑고 깨끗한 액입니다. 그래서 동의보감에는 "담은 사물이 비칠 정도로 밝으므로 청정한 장부다. 담은 청허한 장기다."

라고 했습니다. '청허'란 잡된 생각이 없고 마음이 깨끗하다는 뜻입니다.

　담즙은 지방소화를 도와주는 역할을 합니다. 담즙 안에는 '빌리루빈'이라는 색소가 있는데요. 빌리루빈은 똥색을 만듭니다. 내가 싸는 똥이 노오란 황금색이면 담에 있는 빌리루빈이 건강하게 잘 작동하고 있다는 의미입니다. 동의보감에 간과 담을 어떻게 표현했는지 볼까요.

　"간은 장군의 기관으로, 모려가 여기서 나온다. 담은 강한 성질로써 중정지관으로 결단을 주관한다. 담은 인품이 강직하고 과단성이 있으며 곧아서 의심이 없고 사심이 없는 것은 담의 기가 바르기 때문이다. 담은 간에 속하며 상호 겉과 속 관계를 이룬다. 간기가 비록 강하다 할지라도 담 없이는 결단하지 못하니, 간과 담이 서로 협조하여 용감하게 되는 것이다."

　(내경편, 간·담)

　간과 담은 바늘과 실의 관계입니다. 간은 음이고 담은 양입니다. 간과 담은 겉과 속 관계, 즉 부부라고 볼 수 있습니다. 이런 이유로 '간담'이란 말을 함께 사용합니다.

　담6)은 어느 쪽으로 치우치지 않고 공평하게 일을 처리합니다.

　장군인 간에서 모려를 하면, 공평무사한 담이 모려를 끝까지 밀고 나가는 일을 합니다. 담을 결단출언(決斷出焉)이라 합니다. 즉, 간에서 깊은 생각

---

6) '중정지관(中正之官)'이라 합니다.

끝에 나온 모려를 하면, 담은 강직하고 과단성 있게 결단하는 일을 행합니다. 어떤 일에 대해 결단하고 밀고 나가는 사람을 보고 '담대하다'고 말합니다. 담도 간과 마찬가지로 목(木)의 기운입니다. 쭉쭉 뻗어 가는 나무의 기운을 닮은 담은 결단한 일을 밀고 나가는 스프링 역할까지 합니다.

담은 하루에도 많은 결단을 내리는데 핵심적인 역할을 하는 중요한 장기입니다. 담에 이상이 있거나 너무 세거나 혹은 약해지면 패기가 떨어집니다. 그 결과 결정을 자꾸 미루고 계획한 일을 실행하지 못합니다. 숙제를 자꾸 미루고 '다음에 하면 되지.'라는 친구는 간담이 약해질 수 있습니다. 또한, 간담이 약하면 실행력이 떨어질 수 있습니다.

"담은 용감한 것을 주관하니, 놀라거나 겁을 먹으면 담이 상한 것이다. 얼굴색이 퍼렇고 제 빛을 잃는 것은 담이 공포감을 느낀 것이다."

담이 튼튼하면 용감하지만, 약하면 무서움을 잘 타고 용감하지 못합니다. 담을 강화하려면 작은 일에서부터 결정하고 책임지는 연습부터 시작하면 됩니다. 누구 핑계나 환경 탓하지 말고 자신이 책임지는 일입니다. 오늘 마쳐야 하는 숙제는 오늘 해야 합니다. 숙제에서 벗어나려면 숙제를 마치면 됩니다. 자꾸 다음으로 미루는 일은 간담을 약하게 만듭니다. 정상에 오르는 일은 바로 앞에 놓인 한 계단을 오르는 일부터 시작하는 일이니까요.

친구를 얻는 유일한 방법은 스스
로 친구가 되는 것이다.
또한, 친구를 사귀는 것은 나와
다른 새로운 세상을 함께하는
일이다.

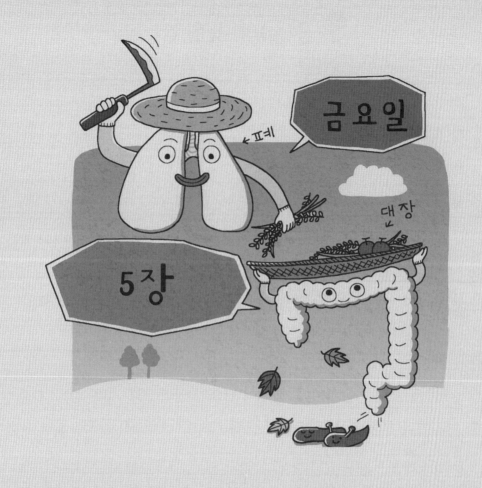

쇠(金)의 장부 : 하늘과 땅이 섞이는 폐와 대장

금(金)의 특성

Oh쌤   오늘은 무슨 요일인가요?

십 대들   금요일이요.

Oh쌤   다 같이 금요일 노래 불러볼까요?

십 대들   금요일 금요일 쇠의 날, 의로움의 날, 금은 서쪽이며 가을에는 건조해. 신라면 매울 신, 다이아몬드 흰색, 폐와 대장은 피부와 모발, 얼굴은 코, 감정은 가라앉은 슬픔과 근심, 금생수, 금극목.

Oh쌤   네, 오늘은 금요일입니다. 금요일은 쇠 금(金) 자를 쓰지요, 금요일에는 금의 특성과 금에 해당하는 장부에 관해 알아볼까요?

금(金)은 쇠의 기운입니다. 쇠에서 금의 속성을 봤습니다. 금의 계절은 가을입니다. 가을이 되면 수확을 하는데요. 벼를 베는 낫은 철로 된 금으로 만들었습니다. 수확하는 계절이 금에 속합니다. 수확한 열매에서 다음 해에 뿌릴 씨를 거둡니다. 열매를 거둔 뒤에 나무는 나뭇잎을 떨어뜨립니다. 나뭇잎은 땅에 떨어져 썩지요. 썩은 나뭇잎은 나무인 자신을 위한 거름이 됩니다.

금을 상징하는 색상은 흰색입니다. 고구려의 사신도 그림 중 서백호가 금에 해당합니다. 서쪽을 지키는 신령이 서백호(西白虎), 즉 '털이 하얀 호랑이'라는 뜻입니다.

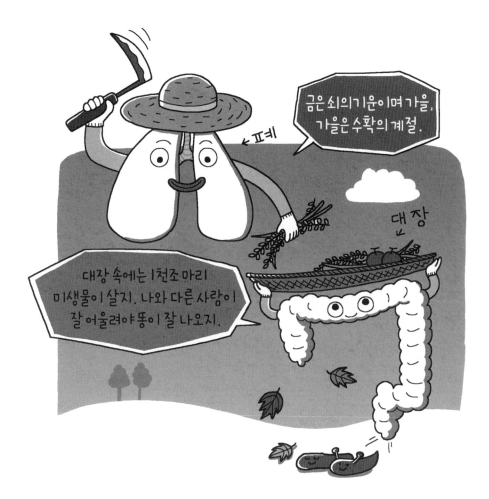

▲ 금은 가을이며 흰색입니다. 금의 장부는 폐와 대장입니다.

   영어에서 가을은 '폴(fall) 혹은 어톰(autumn)'이라고 하는데요. 'fall'은 나뭇잎이나 과일이 떨어지는 모습입니다. 'autumn'은 여름 내내 풍성하게 자라나 열매를 맺는 가을철의 모습을 담았습니다. 금의 기운은 여름 내내 무성하고 퍼진 기운을 거두어들이는 수(收)이며 가을의 모습입니다. 가을은 추수

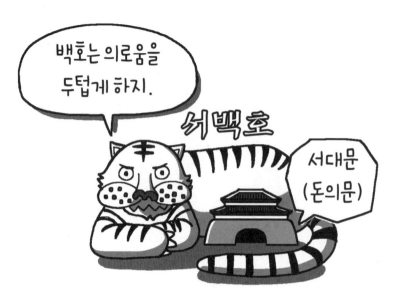

▲ 서쪽을 지키는 신령이 백호입니다. 의로움을 두텁게 마음이 돈의문에 담겨있습니다.

하는 것이 대표적이라 할 수 있지요. 그래서 금은 모으는 것이 특징입니다.

가을의 덕은 의로움입니다. '의(義)'는 옳지 못한 것을 미워하고 부끄러워하는 마음입니다. 의의 마음은 서대문에도 있습니다. 서대문의 원래 이름은 '돈의문(敦義門)'으로 '의를 두텁게 하는 문'이라는 뜻입니다.

우리 삶에서 해당하는 가을은 마흔 이후부터 60세 전후로 장년기에 해당한다고 볼 수 있습니다. 삶의 가을인 장년기에는, 청년기(20~40세)에 많이 벌여 놓았던 일 중에서 낙엽을 떨어뜨리듯이 버릴 것은 과감히 버리고 열매를 거두는 수확의 계절입니다. 예를 들어, 가을 은행나무는 노란 은행잎을 떨어뜨리면서 은행열매를 수확합니다. 마찬가지로, 장년기는 번잡한 것을 정리하고 한 가지 일에 몰입하고 전념하면서 열매를 맺고 삶의 기반을 단단히 하는 수렴의 시기라 할 수 있습니다.

금에 해당하는 장부는 '폐'와 '대장'입니다. 폐는 하늘의 공기인 천기를 받아들입니다. 대장은 먹은 음식물을 땅으로 내보내기 위해 똥을 만들지요. 폐와 대장은 받아들이고 내보내는 순환과정입니다.

즐겁게 춤을 추다가 숨 멈춰봐!

Oh쌤은 세 친구와 함께 조령산과 문경새재를 찾았습니다. Oh쌤이 말합니다. "우리 재밌는 게임 해볼까. 너희들 즐겁게 춤을 추다가 그대로 멈춰봐 놀이 알지. 우리 함께 '즐겁게 춤을 추다가 숨 멈춰봐.' 놀이로 업그레이드해 보자. 황가와 얌체, 다복이 모두 준비되었지. 자~ 시작!".

잠시 후, 웃음이 터지고 얌체와 다복이가 번갈아가면서 숨을 빨리 터뜨렸습니다. 나이 어린 다복이가 제일 많이 게임에 져서 1분 막장춤을 보여주었지요. 다복이가 왜 숨을 빨리 터뜨렸을까요? 여러분은 추측할 수 있나요? 왜냐하면, 나이가 어릴수록 숨이 짧기 때문이지요.

여러분은 얼마 동안 숨을 참을 수 있나요? 지금 책을 읽고 있는 여러분도 한번 해보세요. 잠시 책을 놓고 시작해볼까요. '준비하고, 시~작!'.

어때요? 숨을 오래 잘 참았나요? 아니면 단 몇 초만 참다가 '휴~' 하고 숨을 터뜨렸나요? 사람은 며칠 안 먹고도 살 수 있지만, 잠시라도 숨을 쉬지 않고는 살 수 없습니다.

사람이 죽었을 때 '숨을 거두었습니다.'라고 종종 말을 하는데요. 이는 '더는 숨을 쉬지 않는다.'라는 의미입니다. 평상시에 숨을 쉬고 있으면서도 우리가 숨 쉬고 있다는 사실을 모를 때가 많습니다. 그래서 위대한 성인들은 자신을 놓치지 않는 방법으로 호흡에 집중하라고 했습니다.

숨을 들이쉬고 내쉬고 있다는 것을 아는 것만으로도 마음이 고요히 가라앉을 수 있기 때문입니다. 깨어있으라는 말은 호흡하는 자신을 보라는 뜻이기도 합니다. 또한, 파도처럼 출렁이는 마음이 '아~ 내 마음이 출렁이고 있구나!'라는 것을 보라는 것이지요. 있는 그대로 인정하고 수용하는 것만으로도 알아차림이 되니까요.

여러분은 가끔 친구와 말다툼할 때 갑자기 말이 빨라지고 얼굴을 붉히면서 화날 때가 있을 겁니다. 그럴 때는 자신이 숨을 쉬고 있는지 확인해 보세요. 숨을 들이쉬고 내쉬고를 반복하면서 호흡에 집중해 보세요. 그러면 어느새 빨라지던 말도 천천히 하게 되고 자신으로 다시 돌아올 수 있습니다.

호흡이란 무엇일까요? 산소를 마시고 이산화탄소를 내보내는 과정이지요. 들이쉴 때 마시는 숨을 들숨이라고 합니다. 반대로 내 쉴 때 몸속에 있는 이산화탄소를 내뿜는 것이 날숨입니다. 들숨과 날숨을 반복하면서 우리는 하루에 평균 13,500번의 숨을 쉰다고 합니다.

바다도 숨을 쉬지요. 어떻게요? 밀물과 썰물입니다. 밀물은 내쉬는 숨이고 썰물은 들이쉬는 숨으로 볼 수 있습니다. 바다는 매 순간 밀물과 썰물이 교차하면서 크게는 하루에 두 번 호흡한다고 볼 수 있겠지요.

동의보감에 따르면 사람의 수명은 호흡의 숫자라고 합니다. 호흡수가 다하면 숨을 거둔다는 뜻이지요. 자주 흥분하고 화를 내면 호흡이 빨라지고 거칠어집니다. 호흡수가 빨라지면 수명도 그만큼 짧아진다고 볼 수 있지요. 호흡수를 적게 타고 태어났다고요? 걱정하지 마세요. 호흡수

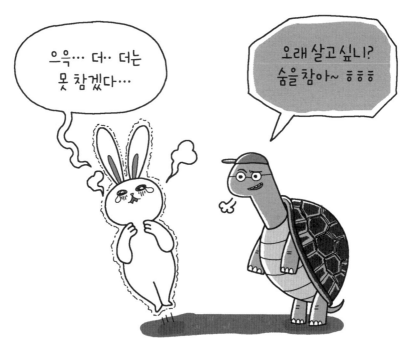

▲ 생물의 수명은 호흡수와 관계있습니다. 호흡이 느리면 오래오래 살고, 호흡이 빠르면 빨리 죽습니다.

를 느리고 깊이 하는 방법을 잘 활용하면 오래 살 수 있습니다.

동화 '토끼와 거북이'에서 거북이는 느리지요. 그러나 토끼는 빠릅니다. 뭐든지 빨리빨리 하는 토끼는 수명이 겨우 5년이라고 합니다. 거북이의 평균수명은 토끼의 수명 50배인 250년입니다. 왜 거북이는 오래 살 수 있을까요? 거북이는 먹는 것도 느리고 기는 것도 느리지요. 더군다나 숨 쉬는 것도 느립니다. 1분에 2~3번 정도 숨을 쉰다고 합니다. 그렇다면 20초에 한 번 숨을 쉰다고 볼 수 있겠지요.

생물의 수명은 호흡수와 관련 있기 때문에, 호흡을 느리게 하는 거북이는 오래 살 수 있나 봅니다. 호흡을 자주 빨리하면 수명이 줄어들지요. 반대로 호흡을 길고 느리게 하면 수명이 그만큼 늘어납니다.

호흡은 하늘과 내가 섞이는 것이다

호흡은 우리가 생명을 유지하는 데 중요합니다. 숨을 들이쉬고 내쉬는 곳을 관리하는 장부는 어디일까요? 폐입니다. 폐가 어디에 있는지 알아볼까요? 여러분의 두 손을 펴서 가슴 위쪽을 만져보세요. 그리고 숨을 크게 들이쉬고 내쉬어 보세요. 어때요? 느껴지나요?

폐는 오장의 위치 중에서 가장 위에 있습니다. 그래서 오장의 우두머리라고 합니다. 동의보감에 "폐는 장의 우두머리이며 심장의 덮개이다."라고 했습니다. 폐는 숨을 들이마시면서 산소를 받아들이지요. 즉, 하늘의 기운을 받아들이는 곳이기에 폐는 가장 높은 곳에 있습니다.

폐는 심장을 둘러싸고 있어서 심장의 뚜껑이고 덮개라고 합니다. 심장은 몸의 임금입니다. 식물로 말하면 꽃에 해당합니다. 폐는 심장을 덮고 있다고 해서 '화개'라고도 합니다. '화개'는 꽃을 덮는 뚜껑이라는 뜻이지요. 폐의 모양은 Y자가 거꾸로 뒤집힌 모양(人)입니다.

폐[1]는 국가의 어디에 해당할까요? 임금을 보필하고 나라의 기관이 원활하게 잘 돌아가게 하는 행정부에 속한다고 볼 수 있습니다. 행정부는 군사, 사법, 국방, 경찰 등 여러 가지 기능이 있지요. 모두 이런 일을 합니다.

예를 들어 국방에 해당하는 것이 피부와 머리카락입니다. 폐는 피부를 관리합니다. 폐가 좋으면 피부와 머리카락이 윤기가 있지요. 만약 피부가 거칠고 머리카락이 안 좋으면 폐를 의심해 봐야 합니다.

숨을 들이쉬면서 하늘의 기운이 내 몸속에 들어와 산소를 주지요. 그 산소는 온몸에 있는 피, 세포, 뇌 등으로 갑니다. 숨을 들이쉰다는 것은 몸속에 하늘의 소식이 들어온다는 뜻입니다.

숨을 내쉬면서 몸속에 있는 이산화탄소를 내보내지요. 숨을 내쉰다는 것은 내 몸의 소식을 하늘에 전합니다. 어때요? 신기하지 않나요. 이것이 바로 하늘과 내가 섞이는 과정입니다.(안도균) 이는 호흡을 통해 바

---

1) '상전지관(相傳之官)'으로 온몸을 다스리고 절제하면서 치절(治節)이 나오는 곳입니다. 치절이란 전신의 기기를 조절하는 기능입니다.

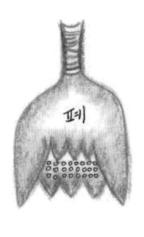
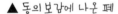
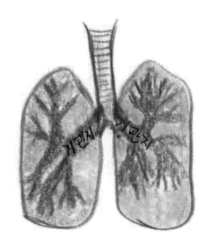

▲ 동의보감에 나온 폐   ▲ 해부학적인 폐

끝세상과 끊임없이 소식을 주고받는 일이지요.

"폐기는 하늘을 통하고, 하늘은 사람에게 다섯 가지 기를 공급하며…. 다섯 가지 기는 코를 통해 흡입되어 심폐에 저장되는데 상부의 얼굴색이 윤택하고 음성이 또렷하다."라고 했습니다. 폐가 하늘에서 산소를 받아들여 온몸으로 뿌려주는 역할[2]을 합니다.

'심장은 목소리의 주인이며, 폐는 목소리의 문이며, 신장은 목소리의 뿌리다.'라고 했듯이 폐가 좋으면 목소리가 뚜렷합니다. 왜냐하면, 말을 할 때 심장에서 명령을 내리고 신장에서 물을 끌어다가 폐에서 소리를 내도록 문을 최종적으로 열어주기 때문입니다.

---

2) '폐주선발(肺主宣發)'이라 합니다.

말을 하려면 기운이 필요하지요. 어떤 어려운 일이 닥쳤을 때 해내려는 의지를 패기라고 하는데요. 폐의 기운이 강하면 이런 패기로 일을 적극적으로 추진해 갈 수 있다 하여 '패기는 폐기로 통한다.'라고 말하기도 하지요. 즉, 폐는 기운을 주관[3]합니다.

🧑 빵 냄새 맡은 값, 동전소리 들은 값 내놔!

폐로 통하는 구멍은 코입니다. 두 개의 콧구멍이 하늘의 소식을 몸 안에 전해줍니다. 내 몸속의 소식을 두 개의 콧구멍을 통해 내보냅니다. 코는 숨을 쉬기도 하지만 냄새를 맡을 수 있습니다. 학교 끝나고 집에 가는 길에 빵집에서 나오는 향긋한 빵 냄새는 그야말로 배고픔을 자극하고 빵을 먹고 싶게 만들지요. 재미있는 이야기 한번 들어볼래요?

초등 6학년이었던 허맹랑은 학교 끝나고 집으로 가는 길이었습니다. 빵집을 지나가는 맹랑은 우연히 코로 맛있는 냄새가 들어왔습니다. 맹랑은 한참 동안 빵집 밖에서 코로 맛있는 냄새를 들이마시며 음미하고 있었지요. 이때 스크루지 같은 구두쇠 빵집 아저씨가 나와 맹랑의 멱살을 잡으며 말을 했습니다.

---

3) '폐주기(肺主氣)'라 합니다.

"어디서 남의 맛있는 빵 냄새를 공짜로 맡아? 빵 냄새 맡은 값 내놔."

맹랑은 어이가 없었습니다. 빵을 먹은 것도 아니고, 단지 냄새만을 맡았을 뿐인데…. 이때 맹랑의 머리에는 아이디어가 떠올랐습니다. 주머니에 있는 동전들을 모두 꺼내 두 손안에 넣고 짤랑짤랑 흔들었습니다. 특히 빵집 아저씨 귀에다 대고요. 맹랑은 빵집 아저씨에게 당당하게 말했습니다.

"아저씨, 제가 동전 흔드는 소리 들으셨죠. 동전소리 들은 값 주세요."

이 말을 들은 아저씨는 얼굴을 붉히면서 빵집 안으로 아무 말 없이 들어갔습니다.

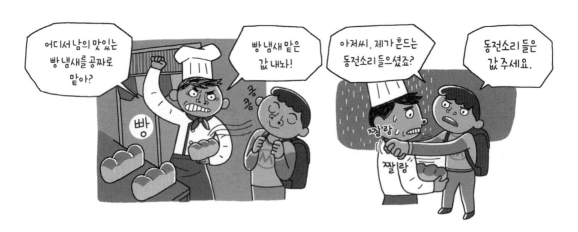

▲ 코와 귀는 자신의 의지와 상관없이 냄새 맡고 소리를 듣습니다.
코와 귀는 모으고 저장하는 금수(金水) 기운입니다.

어때요? 코와 귀는 자신의 의지와는 상관없이 냄새 맡고 들을 수 있는 감각기관입니다. 방귀를 뀔 때 귀로 들리고 코로 냄새를 맡지요. 자신이나 친구가 방귀 뀔 때 당황스러운데요. 바로 열려있는 코는 냄새 맡기 싫어도 냄새를 맡게 되고, 열려 있는 귀는 방귀소리를 듣게 되기 때문이지요.

'아프리카 원주민들은 종종 코로 냄새를 맡는다고 하지 않고 '코로 듣는 다.'라고 말하는데요. 후각 또한 귀로 듣는 것 못지않게 내면으로 향하는 힘이 있음을 알기 때문입니다.'

(『잃어버린 지혜 듣기』, 101쪽, 서정록, 샘터, 2007년)

눈과 입으로 말하는 말소리는 세상을 향해 밖으로 나가지만, 코와 귀는 몸 안으로 들어옵니다. 눈과 혀는 밖을 향해 쭉쭉 뻗고 나아가는 목화(木火) 기운이요. 코와 귀는 모으고 저장하는 금수(金水) 기운입니다.

제사 때 향 피우는 것 본 적 있죠? 혹은 신화를 읽다 보면 향을 피우고 신께 제를 지낸다는 의식이 있습니다. 향은 공간을 깨끗하게 하고 몸과 마음을 정화합니다. 또한, 세상에 없는 조상의 혼과 살아있는 후손이 마음으로 만나는 것을 의미하기도 합니다. 향은 '신의 음식'이라고도 하는데요. 옛사람들은 향은 우리의 마음을 신과 소통할 수 있는 역할을 한다고 믿었습니다. 원주민들이 냄새 맡는 것을 '듣는다.'라고 말하는 것도 이와 같은 생각일 것입니다.

폐는 숲을 좋아해!

'즐겁게 춤을 추다가 숨 멈춰봐' 놀이 후, Oh쌤과 십 대들은 손잡고 함께 걸었습니다. 나무가 많은 산속이라 숨쉬기가 훨씬 편안합니다. 모두 맑은 공기를 한껏 들이마셔 봅니다.

폐가 좋아하는 곳은 나무가 많은 숲입니다. 숲이 많은 곳은 산이지요. 등산하면 조금 높은 곳에 오를 때 숨이 가쁘면서도 땀을 흘립니다. 몸에서 나오는 땀은 독소를 가지고 나옵니다. 그래서 운동해서 빼는 땀은 몸 안의 독소를 빼주기 때문에 상쾌함을 느끼지요. 땀을 흘리니까 비장에 있는 습한 기운이 빠집니다. 그리고 폐가 촉촉해지면서 윤택해집니다.

폐는 윤택한 것을 좋아하고 건조한 것을 싫어합니다. 폐는 호흡을 주관하고 코로 통하며 바깥의 피부와 모발로 통하며 폐는 자연계의 대기와 끊임없이 통한다고 했습니다.

숲 속에 있으면 폐가 촉촉해지지요. 폐가 촉촉하니 숨쉬기도 훨씬 좋습니다. 또한, 숲에는 울창한 나무들이 많은데요. 식물들이 산소를 내뿜어 공기 중의 공해요소를 제거하지요. 코로 한껏 숨을 들이쉬면서 나무나 숲의 냄새를 맡을 수 있지요.

숨을 크게 들이쉬어 하늘에 있는 소식을 내 몸에 전해보세요. 그리고 천천히 숨을 내쉬면서 내 몸 소식을 하늘에 전해보세요. 이게 바로 하늘과 자신이 섞이는 것입니다. 산에 오르거나 혹은 걷기는 신장을 튼튼하게 하고, 폐가 맑은 공기를 받아들이게 합니다. 산책과 산행은 신장이나 폐와 대장에게 최고입니다.

🧒 나뭇잎 떨어지는 것만 봐도 눈물 뚝뚝

바람이 부네요. 나무에 붙어있는 형형색색의 나뭇잎이 바람 따라 이리저리 흔들리다가 땅에 떨어지네요. 조령산 문경새재 제3관문에 이르자 단풍이 절정을 이루었네요. 형형색색의 물감을 나무에 발라놓은 듯합니다. 이때 황가는 오줌 마렵다 하고, 얌체와 다복이는 똥이 마렵다고 하면서 근처에 있는 화장실로 향했습니다.

폐와 통하는 육부는 대장입니다. 폐는 예민하지요. 그래서 음인 아내 역할을 합니다. 대장은 똥을 만들어서 내보내는 일을 합니다. 그래서 양인 남편 역할을 합니다. 양은 내보내고 음은 거두어들입니다.

화장실 다녀오는 십 대들의 얼굴이 시원하고 개운해 보입니다. 몸 안에 있는 근심 걱정을 내보내는 일을 했기 때문이겠지요. 그래서 절에서는 화장실을 근심(憂)을 덜어주는 곳이라는 뜻으로 '해우소(解憂所)'라고 했습니다. 즉, 화장실은 몸의 근심을 해결하는 장소입니다.

1년을 봄, 여름, 가을, 겨울 사계절로 나누지요. 하루도 1년의 축소판처럼 나눌 수 있습니다. 새벽과 아침은 봄, 오전과 오후는 여름, 늦은 오후와 저녁은 가을, 밤은 겨울로 나눌 수 있지요. 어둠이 깔리고 어둑어둑해지는 금의 기운인 늦은 오후가 되면 집으로 돌아갑니다. 하늘과 땅의 기운이 사람을 집으로 돌아가게 하는 일, 즉 거두는 기운(금 기운)입니다. 하루에 재미있었던 기쁨은 불처럼 날아가고, 걱정이나 근심은 맘속에 남아있습니다. 이처럼 가을에 해당하는 폐의 감정은 슬픔과 걱정, 근심입니다.

가을에는 나뭇잎이 아래로 떨어져 낙엽이 되듯이, 걱정되면 한숨을 아래로 쉬지요. 아래로 내려앉은 기운입니다. 슬플 때 고개를 숙이고 울지 고개를 빳빳이 들고 하늘을 향해 슬퍼하지 않습니다. 통곡한다고 할 때도 고개를 아래로 떨어뜨리고 손으로 땅을 치면서 울지요.

금에 속하는 가을은 모든 것이 땅으로 떨어집니다. 그래서 금의 감정이 슬픔과 걱정입니다. 슬프고 걱정이 많으면 폐에 좋지 않습니다. 폐병환자의 얼굴이 하얀 것도 폐는 금의 속성이며, 금의 색깔이 흰색이기 때문입니다.

똥 누는 것은 몸속의 소식을 땅에 전하는 것

Oh쌤   화장실 잘 다녀왔나요? 몸의 근심을 풀어놓으니 몸과 마음이 가뿐해졌나요? 숨을 쉬는 것은 무엇과 같다고 했나요?

십 대들	하늘에 나의 소식을 전하는 것이요.
Oh쌤	그러면 오줌과 똥 누는 것은 무엇과 같을까요?
황가	음. 오줌 누고 똥 누는 것은 냄새를 맡는 일이에요. 내 몸속에 이런 냄새가 나다니.
Oh쌤	하하하. 자신의 몸속에 있는 것이 몸 밖에 빠져나올 때 독한 냄새를 가지고 나옵니다. 오줌은 자신이 무엇을 마셨는지를 땅에 전하는 것이고요. 마찬가지로 똥을 누는 것도 자신이 무엇을 먹었는지 땅에 전하는 것이지요.
얌체	방귀도 몸 소식을 땅에 전하나요? 똥 누려는데 방귀만 나오고 똥이 안 나와요.
다복	방귀는 하늘이나 땅이나 모두 내 몸속의 소식을 전하는 거지.

다복이의 재치 있는 이야기에 모두 신나게 웃어봅니다.

똥은 나의 몸 소식을 전해주는 일명, 대사 역할입니다. 대사란 나라를 대표하여 다른 나라에 가서 외교를 맡아보는 사람을 말하는데요. 한국 대사들은 한국의 소식을 외국에 알려주고, 외국 소식을 한국에 알려주는 역할을 하지요. 이렇듯 똥은 자신이 무엇을 먹었고 어떻게 소화하고 있는지에 대해 몸 소식을 알려주는 역할을 합니다.

똥이 최종적으로 나오는 곳은 대장을 통해서입니다. 음식물이 똥이 되기까지 어떤 과정을 거치는지 알아볼까요?

"입에서 침과 뒤섞인 음식물은 약 20cm의 식도를 6~7초 만에 통과해서 위에 다다릅니다. 위에 들어간 음식물이 3~6시간에 걸쳐 위액과 섞여 걸쭉한 죽으로 변하면 십이지장으로 진입하는데요. 30cm가량의 십이지장에서는 여러 가지 효소와 담즙, 췌장액 등을 분비해 단숨에 소화를 진행하게 합니다. 이후 5~6cm 정도의 소장에서 약 4~5시간 동안 영양물질과 수분을 80%가량 소화, 흡수하면, 나머지 20%의 찌꺼기는 대변의 원료가 되어 대장으로 들어가지요. 이어서 2m가량의 대장에서 9~16시간 동안 수분이 흡수되면 비로소 '똥색'이 단단한 대변이 형성되는데, 항문에 쌓인 이 '된똥'이 일정량을 넘기면 마침내 '밀어내기'가 이루어지고요. 먹고 마신 음식물이 입에서 항문까지 7~8m에 이르는 소화관을 16~27시간 동안 통과한 뒤 대변으로 탈바꿈되어 빠져나오는 것입니다."

(『몸, 한의학으로 다시 태어나다』, 370쪽, 안세영, 조정래, 와이겔리, 2010년)

대장의 기능은 진액과 찌꺼기의 이동입니다. 찌꺼기의 이동은 절대로 위로 거슬러 올라가지 않고 아래로 향하죠. 또 하나, 폐가 진액을 다스리고 조절하듯이 대장 역시 진액을 주관합니다. 서양의학에서는 조금 다르게 대장을 보았는데요, 장에 흩어진 신경전달물질과 호르몬이 뇌와 비슷하여 긴장하거나 스트레스를 받을 경우, 이상한 음식을 먹었을 때 장이 가장 먼저 예민한 반응을 보인다고 하였습니다.

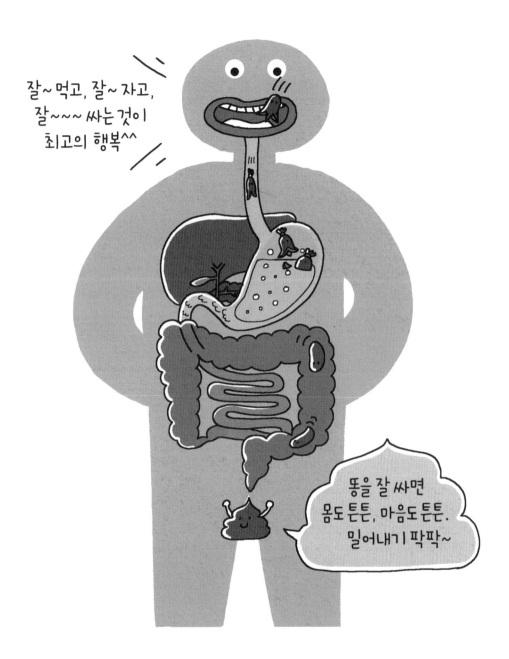

▲ 음식물이 똥이 되기까지 과정

사실 장에는 엄청난 수의 미생물이 살고 있는데 이들의 활동 덕분에 소화가 이루어질 수 있습니다. 대장에 존재하는 미생물 숫자는 약 1천 조 마리가 살고 있습니다. 즉, 대장은 나 아닌 다른 것들과 함께 어울려 야만 똥으로 나올 수 있다는 뜻이네요. 대장이 우리에게 말하고 있는 것은 나 아닌 다른 사람들과도 함께 잘 지낼 수 있는 능력을 보여주고 있습니다.

초등학교 졸업식 날 어느 교장 선생님은 딱 세 마디를 당부하셨다고 합니다.

"잘 먹고 잘 자고 잘 싸십시오. 이 세 가지만 잘하면 여러분은 행복한 삶 을 살 수 있습니다."

먹는 것도 중요하지만, 먹은 것을 잘 소화시키고 나머지 찌꺼기를 밖 으로 내보내는 일은 더 중요하지요.

여러분은 조선의 왕 고종의 아내 명성황후를 알고 있나요? 명성황후 가 첫 아들을 낳았는데요. 그 아들이 똥을 눌 수가 없었답니다. 그래서 며칠 못 가 죽었습니다. "고종 8년 11월 4일 해시(亥時)에 원자가 대변이 통하지 않는 증상으로 불행을 당하고 말았다."라고 실록은 전합니다.

생명을 유지하기 위해서 잘 먹고 잘 자고 잘 싸는 것이 중요한 이유 를 알겠지요.

세상과 내가 섞이다

얌체가 점심 후 시무룩하게 앉아 있네요. 무슨 일인지 물어볼까요?

Oh쌤   얌체! 무슨 일이야? 아까 화장실 가서 똥도 못 누고?

얌체   학교에서 친하게 지낸 친구 두 명이 있는데요. 함께 셋이서 놀다가 며칠 전부터 무슨 일인지 저를 자꾸 따돌려요.

얌체가 울먹이면서 말했어요.

Oh쌤   그럼 얌체는 항상 셋이서 잘 어울렸어? 아니면 얌체도 다른 두 친구처럼 한 친구를 따돌리고 둘만 논 적 있어?

얌체는 기어가는 목소리로 말했습니다.

얌체   그런 적 몇 번 있었어요….

Oh쌤   네가 그런 경우를 당해보니 네가 따돌림당한 친구 마음도 이해 가겠네. 똥을 잘 누는 것도 축복이지. 얌체가 똥을 잘 누지 못하는 것은 슬픔이나 걱정, 근심 때문인 것 같아.

호흡은 하늘과 내가 섞이는 거라고 했습니다. 대장의 연동운동으로 나오는 것이 방귀와 똥이지요. 방귀와 똥은 내 몸 안의 소식을 땅에 전합니다. 이것은 땅과 내가 함께 섞이는 것입니다. 내 몸 안의 똥이 밖에 가면 내 안의 소식을 세상에 전하기 때문이지요.

여러분들이 내 쉬는 숨으로 하늘이 여러분의 속을 압니다. 내가 방귀를 뀌고 똥을 싸는 행위로 땅이 내 몸 안의 소식을 압니다. 그렇다면 세상이 어떻게 여러분의 마음을 알까요? 세상은 여러분의 말과 행동을 보고 여러분을 압니다.

여러분은 친구가 있지요? 친구와 섞이지 못하고 혼자 있으면 세상과 섞이지 못하는 것입니다. 사람은 혼자 살 수 없습니다. 전에 말했듯이, 여러분의 몸은 여러분 것이기도 하지만, 부모님이나 선생님 친구들 그리고 세계의 것이기도 하지요. 내 마음이 친구에게 전해지지 못하고 섞이지 못하면 어떻게 될까요? 병이 듭니다. 소통하지 못하면 병이 여러분을 찾아옵니다.

친구와 섞이지 못하는 데는 여러 가지 이유가 있을 수 있겠지요. 얌체에게 잠깐 물어봤습니다. 그랬더니 얌체가 "필요할 때 어울리다가, 별로 도움이 안 된다 싶으면 그 친구를 버렸어요."라고 했습니다. 그래서 두 친구도 얌체가 별로 필요하지 않다고 생각해서 얌체를 따돌렸나 봅니다. 그러나 여기서 한번 생각해 볼까요?

우리가 공기를 마실 때 하늘은 말없이 줍니다. 우리가 방귀를 뀌거나 똥을 쌀 때도 땅은 말없이 다 받아줍니다. 생리적인 현상은 멈출 수가 없습니다. 이렇듯 우리가 사는 사람 관계도 끊임없이 관계하지 않으면 외톨이가 됩니다. 어제는 도움이 된다 하여 친구 하다가, 오늘은 도움이 안 되어 친구 안 하고, 그렇다면 내일은요? 내일은 어제 버린 친구를 다시 친구 할 수도 있습니다. 이렇게 행동하면 자신이 언제 버려질지 몰라 걱정하게 되면서 늘 불안하겠지요.

먼저 자신과 친구가 되어야 합니다. '친구를 얻는 유일한 방법은 스스로 친구가 되는 것'이라고 했습니다. 자신과 친구가 될 수 없는 사람은 남과도 친구가 될 수 없습니다. 스스로 자신에게 좋은 친구가 되면, 여러분은 어디를 가서도 환영받는 사람이 될 것입니다. 왜냐하면, 자신에게 좋은 친구는 당연히 남과도 좋은 친구가 될 수 있으니까요.

외롭다는 것은 자신과 친구가 되지 못하고, 남이 자신을 위로해주고 격려해주기를 바라는 소극적인 마음 때문입니다. 마음을 열지 않기 때문에 외로움을 느끼는 것입니다. 친구를 사귈 때 먼저 마음을 열고 귀를 열어야 합니다. 자신에게 좋은 사람이고 따뜻하고 친절하면 친구도 그와 같은 사람을 만날 수 있습니다. '친구를 사귀는 것은 나와 다른 세상을 함께하는 일입니다.'

눈을 열고 친구의 좋은 점을 보세요. 귀를 열고 친구가 말하는 것을 들으세요. 코를 열고 친구의 향기를 맡아보세요. 원주민들이 코로 듣는다고 하듯이, 코로 냄새를 맡아 그 사람을 들어보세요. 입으로는 친구의 좋은 점을 세심하게 말해보세요. 좋은 풍경을 보고 좋은 냄새를 맡고 좋은 말을 들으면 우리 몸은 기분이 좋아 날아갈 듯 춤을 추게 되지요.

숨 쉬는 것은 하늘과 내가 섞이는 것이요. 오줌과 똥을 누는 것도 나와 땅이 섞이는 것입니다. 이렇듯 나와 친구들은 서로 섞이어서 자연처럼 어우러져 살아가는 것입니다. 나무는 홀로 독립적이면서 자신과 친구가 되지요. 나무는 홀로 서 있으면서도 다른 나무들과 함께 숲을 이루지요. 자신이 홀로 서 있을 때 친구들과도 섞일 수 있는 것입니다.

얌체가 똥을 잘 누지 못하는 것은 장에 문제가 있었기 때문입니다. 소장이나 대장은 내 명령대로 움직이지 않는 자율신경입니다. 자율신경

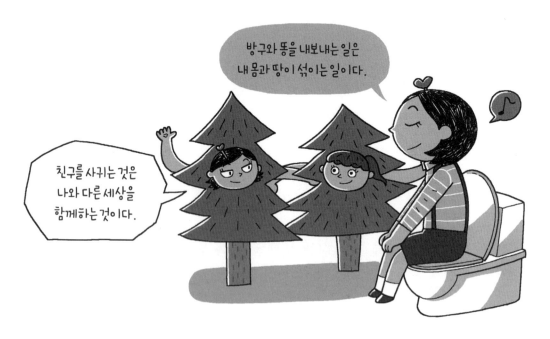

▲ 대장을 춤추게 하는 것은 내 마음이 안정되고 기쁘고 평화로워야 합니다.

을 깨우는 스위치는 인간의 의지가 아닌 감정입니다. 대장은 기쁨, 슬픔, 근심이나 걱정과 같은 감정에는 즉각 반응합니다. 내가 기쁘면 대장도 기뻐 춤추고 내가 슬프면 대장도 슬퍼하고 시무룩합니다. 대장이 슬픔으로 뭉치면 똥이 제대로 안 나올 수 있겠지요. 대장을 춤추게 하는 것은 내 마음이 안정되고 기쁘고 평화로워야 합니다.

Oh쌤   얌체는 어떻게 친구들 문제를 해결할지 생각이 떠올랐나요?

얌체   네, 제가 외롭다고 친구들만 찾고 위로를 구했어요. 우선 저 자신과 친구가 되어볼게요. 그리고 제가 따돌렸던 친구에게 미안하다고 솔직히 사과할게요. 이제 해우소 가서 근심 걱정을 모두 풀어놓을 수 있을 것 같아요.

Oh쌤   친구는 자신을 비춰주는 거울이라고 했습니다. 친구가 친절하고 마음이 따뜻하면 자신도 그런 사람입니다. 친구가 잘 삐치고 욕을 잘하면 자신도 그와 같은 사람입니다. 친구에게 기대했을 때 기대한 것이 돌아오지 않으면, 그 친구를 원망하고 미워하게 됩니다. 처음부터 기대하는 마음을 버리고 조건 없이 베푸는 마음이 자신을 자유롭게 합니다. 자유로움이란 기대하지 않고 얽매이지 않는 것입니다.

매일 반복적으로 행하는 그것이
바로 너다.
　　　　　　　　　　　　　　—아리스토텔레스

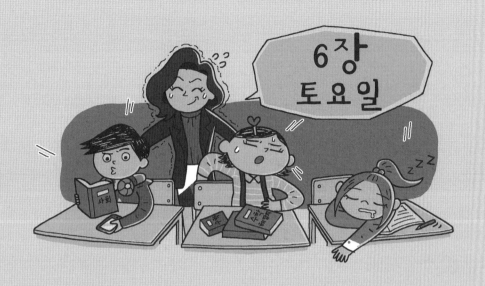

땅(土)의 장부
: 창고지기 비위

토(土)의 특성

Oh쌤   오늘이 무슨 요일인가요?

십 대들   토요일이요.

Oh쌤   다 함께 토요일 노래 불러볼까요?

십 대들   토요일 토요일 흙의 날, 땅의 날, 약속을 지키는 신의, 토는 중앙이며 환
            절기다. 흙은 습하고 곶감은 단맛이며 황색, 비위의 창고며 살을 만드
            네, 얼굴은 입, 감정은 생각, 토생금, 토극수.

Oh쌤   네, 토요일입니다. 토요일은 흙 토(土) 자를 쓰지요. 토요일에는 토의 기
           운과 토에 해당하는 장부에 대해 알아볼까요?

토(土)는 땅과 흙의 기운입니다. 토는 목화금수의 변화 과정의 각 중간에 존재하는 기운입니다. 즉, 목에서 화로, 화에서 금으로, 금에서 수로, 수에서 목으로 변하는 중간마다 토가 있습니다. 그래서 토는 한 계절에서 다음 계절로 넘어가는 환절기에 해당합니다.

토는 목화금수를 모두 품고 있습니다. 땅이 있어야 나무가 자라고, 나무가 자라서 불에 타면 재가 되어 흙으로 돌아옵니다. 보석 같은 원석이 모두 금에 속하지요. 그러한 금들은 모두 땅속에 묻혀 있지요. 땅 안에서나 땅 위에 물이 흐르지요. 그래서 토는 모든 것을 품고 있으며, 변화를 이루는 과정마다 존재합니다.

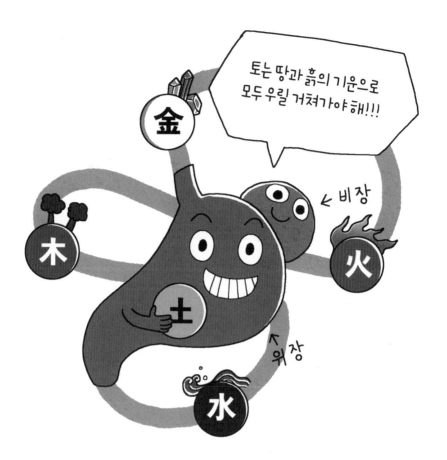

▲ 토는 한 계절에서 다음 계절로 넘어가는 환절기에 해당하며, 토의 장부는 비위로 모두 비위를 거쳐 갑니다.

목화금수가 동남서북일 때 토는 중앙에 있습니다. 토가 중앙에서 중심을 잡고 흔들리지 않기 때문에 목화금수는 마음 놓고 운행합니다. 이는 토에 대한 신의, 즉 믿음 때문입니다.

예를 들어, 땅이 흔들리고 지진이 나면 모든 것이 흔들리지요. 그래

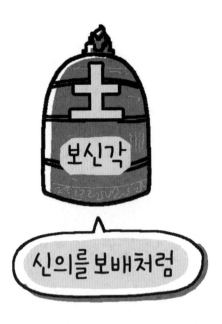

▲ 토 는 중앙이며 안정을 뜻하는 땅입니다. 땅에 대한 믿음이 보신각에 담겨있습니다.

서 토는 중앙이며 신의를 나타냅니다.

토에 대한 신의는 '보신각(普信閣)'에도 있습니다. 조선시대 때 보신각은 새벽 4시와 저녁 7시에 종을 쳐서 사대문을 여닫았으며 시간을 알렸습니다. 이런 이유는 사대문과 보신각에 담겨있는 인·예·신·의·지 다섯 가지 덕을 마음에 새기라는 의미도 있었다고 합니다.

한 해를 마무리하고 새해가 시작되는 밤 12시에 보신각 종소리를 TV에서 본 적이 있을 겁니다. 지나가는 한 해를 성찰하고 다가오는 새해에도 인·예·신·의·지의 다섯 가지 마음으로 힘차게 나아가라는 뜻이 담겨있겠지요.

목화금수, 즉 나무와 불, 쇠와 물로 그 특성이 나타나도록 하는 곳이 바로 땅입니다. 토는 목화금수를 품고 있으며 변화(化)를 일으키는 특징을 지니고 있습니다.

땅의 색은 황토색입니다. 황토색은 토를 상징하는 색상입니다. 옛날 황제들이 입었던 옷이 황색인 이유도 황제는 중심이며, 세상과 만백성을 중재한다는 의미였습니다.

땅은 영어로 '얼쓰(earth)'입니다. 'earth'의 어원은 그리스로마신화에서 땅의 여신인 '가이아(Gaia)'에서 왔습니다. 땅은 모두 만물을 생산하고 자라게 합니다. 또한, 자란 만물이 죽어서는 땅에 다시 묻힙니다. 그래서 땅을 대지의 여신이며, 어머니라고 합니다. 땅을 뜻하는 'earth'에서 귀를 뜻하는 'ear'가 있는데요. 아마도 땅은 모든 만물의 소리를 듣는 역할을 하기 때문이 아닐까요.

토는 습기를 머금고 있습니다. 영어에서 습한 상태를 '휴미드(humid)'라고 합니다. '흄(hum)'은 '땅(earth)'이라는 뜻입니다. 비와 눈이 내리는 모든 것은 땅으로 내리고 스며들지요.

토에 해당하는 장부는 비장과 위장입니다. 먹은 음식물을 토처럼 비위에서 받아들이고 흡수하기 때문입니다. 비장과 위장을 합쳐 비위라고 합니다.

비위가 좋으면 사는 재미가 있다

Oh쌤은 십 대들과 경남 산청에 있는 동의보감촌 허준 순례길을 걷고 있습니다. 해부 동굴에 도착한 황가는 드라마에서 본 허준 선생님 흉내를 냅니다. "스승님, 어찌 제가 감히 스승님 몸을 흐흑흑흑…." 황가는 허준의 스승 류의태의 위를 꺼내는 모습을, 얌체와 다복은 위를 그리는 모습을 재현합니다.

해부 동굴은 허준이 스승인 류의태를 해부한 곳입니다. 위암에 걸린 스승은 허준이 원하는 인체와 의술을 보여주고 가르치기 위해, 자신의 몸을 해부하라는 유서를 남깁니다.

"내 생전의 소망을 너에게 의탁하여 병든 몸이나마 내 몸을 너에게 준다. 명심하거라. 내 몸이 썩기 전에 지금 곧 내 몸을 가르고 살을 찢거라."

허준은 스승 류의태의 시신 앞에 눈물을 흘리며 다음과 같이 약속합니다.

"의원이 되기를 두려워하거나 의약과 침으로 돈이나 탐하게 되거든 나를 벌하여 주옵소서."

제자를 위해 몸을 내어준 스승과 스승의 뜻을 알기에 눈물을 머금고 해부를 했던 제자 허준 선생님의 이야기를 들은 십 대들은 잠시 숙연해집니다.

해부 동굴을 지나자, 다복이가 질문합니다.

다복   저는 동생이 토하는 걸 보거나 냄새가 이상하면 잘 토해요.

얌체   그걸 보고 비위가 약하다고 하는 거야. 수술하는 의사들은 정말 비위가 좋은가 봐요.

황가   특히 치과의사들은 입 냄새나는 입을 온종일 들여다보고 진료하잖아요. 제 친구 누나는요. 의대 다니다가 그만두었대요. 해부수업시간에 시체 해부하는데 토하고 쓰러졌대요.

Oh쌤   얌체가 말한 '비위가 좋다.'라는 말은 소화를 잘해서 뭐든지 다 잘 받아들인다는 의미지. 황가가 말한 친구 누나도 비위가 약하다고 말할 수 있어요. 오늘은 비위에 대해 알아볼까요?

비장과 위장은 토에 속하며, 비장은 음이요 위장은 양으로서, 비위는 부부관계라고 말할 수 있습니다. 비장은 왼쪽 횡경막 아래에 있고, 달걀을 편평하게 놓은 듯 자리하고 있습니다. '지라'라고도 하는데요. 흔히 동양은 지라와 이자, 즉 비장과 췌장을 함께 비장이라고 말합니다.

앞서 말씀드렸지만, 동양에서 말하는 오장은 현대의학에서 말하는 해부학적 유형적 장기가 아닙니다. 현대의학에서 지라(spleen)는 림프 기관으로 면역을 담당하고, 췌장(pancreas)은 소화효소를 분비하며 호르몬을 관장하기 때문에 굳이 이야기하자면 비는 췌장에 가까울 수 있습니다. 그러나 동양에서 말하는 비장은 토의 성질을 가지고 있는 신체적, 정신적 특성을 한데 모은 것이라 말할 수 있습니다.

비장은 습기에 해당하기에 우리 몸의 습도를 높이는 일을 합니다. 비장은 영양소를 소화, 흡수, 저장, 배분하여 오장의 기를 비롯해 온몸을 키우는 역할을 합니다. 이때 흔히 '비위가 약하다'고 말할 때 소화하는 작용이 약하다는 의미입니다.

우리가 먹은 음식들이 위를 거쳐 소장으로 갑니다. 이때 소장에서 음식물이 맑고 미세한 물질로 바뀌면서 비장으로 올려줍니다. 이렇게 모인 음식물의 맑고 미세한 것을 운송하여 위쪽에 있는 폐로 올려줍니다.[1]

승청의 승은 올라가는 상승작용이고요. 청은 청정하고 맑고 깨끗한 물질입니다. 비의 승청은 위의 강탁과 반대되는 말인데요. 승청은 음식물에 있는 맑고 깨끗한 물질을 흡수, 운반하고 퍼뜨려주는 일입니다.

위는 음식물을 받아들입니다.[2] 이렇게 받아들인 음식물을 위에서는 어떻게 할까요? 위는 음식물을 소화시켜 소장으로 내려줍니다.[3] 강탁은 음식물을 위에서부터 소장, 대장으로 내려보내면서 찌꺼기를 형성하여

---

1) '비주승청(脾主昇淸)'이라 합니다.
2) '위주수납(胃主受納)'이라 합니다.
3) '위주강탁(胃主降濁)'이라 합니다.

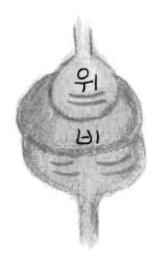
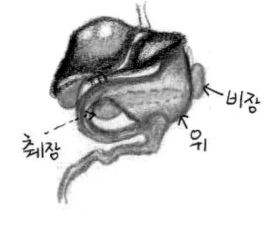

▲ 동의보감에 나온 비위　　　　▲ 해부학적인 비장(비장과 췌장)과 위

몸 밖으로 내보내는 일입니다.

　음식물의 맑고 깨끗한 물질이 비장의 올리는 작용으로 심장과 폐, 눈으로 운반됩니다. 심장과 폐의 작용으로 기운과 피가 되어 온몸을 살리는 역할을 합니다. 신장이 선천지정이라면 비위는 음식물을 먹어서 몸의 기운을 얻으므로 후천지정이라 합니다. 그래서 비장이 안 좋으면 음식을 소화 흡수하지 못하니까 에너지 생산에 문제가 생기고, 곧 기운과 피의 부족으로 이어집니다.

　비장은 피가 혈맥(피가 흐르는 맥)을 벗어나지 못하도록 통제하는 일

을 합니다.[4]

비위가 좋다는 말은 음식을 잘 소화해 비장과 위장의 역할을 제대로 수행한다는 뜻입니다. 누구를 만나든 낯 가리지 않고 함께 섞이어 생활할 힘이 바로 비위가 좋다고 말할 수 있겠지요. 어디를 가든 어디에서든 누구든지 친구 할 수 있다는 것은 비위가 좋은 사람이지요. 이렇게 비위가 좋은 사람은 어디에서든 사람을 사랑할 수 있는 주체적인 힘이 있습니다. 이럴 때 즐겁고 행복하게 사는 재미가 있지 않을까요?

비위는 다섯 가지 맛을 즐기는 곳이다

얌체와 다복이의 얼굴이 헬쑥하게 변했다.

Oh쌤 둘이 무슨 일 있었어? 얼굴이 왜 그래?

다복 어제 오랜만에 맛있는 음식 특히 회와 초밥을 연거푸 먹었더니…. 밤에 화장실 다니느라 혼났어요.

얌체 다복이와 마찬가지로 저도 제가 좋아하는 튀긴 음식을 너무 많이 먹었나 봐요. 배가 아프고 장들의 시끄러운 합창이 계속되고 화장실에서….

---

4) '비통혈(脾統血)'이라 합니다.

황가   그러니까 소화할 만큼만 먹어, 이 꽃돼지들~.

얌체와 다복   오빠~ 정말.

Oh쌤   음식이란 천천히 꼭꼭 씹고 자신이 소화할 수 있는 만큼 즐깁니다. 눈으로 음식의 색상과 모양을 즐기고, 코로는 음식의 향을 즐기고, 귀로는 음식이 말하는 것을 듣고 입으로는 시고 쓰고 달고 맵고 짜고 담백한 다섯 가지 맛을 즐기는 거야.

우리가 먹은 음식물은 땅에서 나옵니다. 폐는 하늘에서 주는 기운을 마시는 것. 즉 천기를 마시는 곳이요, 비위는 땅에서 나오는 음식물을 받아서 소화하지요. 비위는 곡식 창고와 같이 먹은 것을 받아들이고 내보내는 역할[5]을 합니다. "비위는 곡식창고와 같은 장부다, 시고 쓰고 달고 맵고 짠맛의 다섯 가지 맛이 나오는 곳이 비위다."라고 했습니다. 물론 맛을 보는 자체는 우리의 마음이 담겨있는 혀에 의해 결정됩니다. 화나고 짜증 나는 일이 있을 때는 입맛이 없는 것은 당연하지요.

땅에서 나는 음식물은 우리 몸의 땅인 비위로 들어갑니다. 음식물이 지닌 각각의 고유한 다섯 가지 맛은 비위에 의해 몸을 기르는 힘으로 작용한다고 봤습니다. 시고 쓰고 달고 맵고 짠 다섯 가지 맛이 혀에 의한 맛으로 끝난 게 아니라 실제로 몸에 영향을 주는 것으로 여겼습니다. 그래서 다섯 가지 맛은 혀가 아닌 비위로부터 비롯된다고 생각했습니다.

---

5) '창름지관(倉廩之官)'이라 합니다.

"혀는 음식물의 바다요, 육부의 원천이다. 오미가 입으로 들어가면 위에 저장되어 오장의 기를 기른다."라고 했습니다.

이는 음식이 인체의 생존과 성장 및 건강을 유지하는 데 필수불가결한 영양 원천임을 말합니다.

소화는 중요합니다. 허겁지겁 씹지 않고 음식물을 넘기면 비위가 힘들지요. 치아가 할 일을 제대로 안 하면 누군가 대신해야 하는데요. 음식물을 잘게 부수고 미세하고 깨끗한 물질로 바꾸려면 비장이 얼마나 힘들까요?

우리가 먹은 음식이 똥으로 나오는데, 입에서 들어간 물질이 그대로 나온다고 해봐요? 먹은 음식이 몸에 영양을 제공하지 않은 것이겠지요.

음식을 잘 씹으면 몸이 어떻게 좋을까요? 씹는 역할은 치아가 합니다. 씹는다는 것은 단지 음식물을 잘게 부수는 것만이 아닙니다. 치아가 맞물리는 동작으로 치아와 관련된 근육이 발달합니다. 또한, 입과 연결된 식도와 위장을 준비운동시키는 것이죠. "맛난 음식이 들어갈 거니까 너희도 준비해."라고 말하는 것과 같습니다.

씹다 보면 침이 나옵니다. 침은 혀 아래에서 생겨 입으로 나오는데요. 침은 입안을 윤택하게 하고, 음식물과 고루 섞여서 음식물을 뭉쳐지게 합니다. 그래서 침이 중요하니 침을 뱉으면 정을 버리는 것과 같지요. 천천히 잘 씹으면 비위가 좋겠지요. 잘 씹으니까 비장에서 맑고 깨끗한 물질을 위쪽에 올려 온몸을 잘 키우는 역할을 하고, 위장에서는 남은 것들을 소장으로 잘 내보내겠지요.

　얌체와 다복이처럼 맛있는 음식을 한꺼번에 많은 양을 먹으면 배탈이 나고 소화불량에 걸립니다. 그래서 오장육부가 힘들어지고 몸에 기운이 빠지게 되지요.

　'음식은 먹는 양에 있지 않고 철저히 소화한 음식에 달려 있다.'라고 했습니다. 얼마나 많이 먹느냐보다 얼마나 잘 소화했는지가 더 중요하다는 뜻이죠. 많이 먹는 과식은 비위에 좋지 않습니다. 입맛의 만족은 먹는 양에 있지 않고 음식이 입에 머무르는 시간의 길이에 달려 있습니다. 비위는 만물을 받아들이는 토에 해당합니다. 음식을 가리지 말고 편식하지 말고 골고루 잘 먹고 소화, 흡수하는 것이 비위의 기능입니다.

 ## 배운다는 것은 소화하는 일이다

다복	난, 수학이 제일 어려워.
황가	수학이 뭐가 어려워? 풀면 되지!
얌체	오빠는 수학 잘하니까 그렇지. 나는 해도 안 되더라
다복	맞아, 숫자만 보면 머리가 띵~. 기호가 무스 암호놀이 하는 것 같아.
황가	기호를 이해하면 수학이 얼마나 재미있는데?

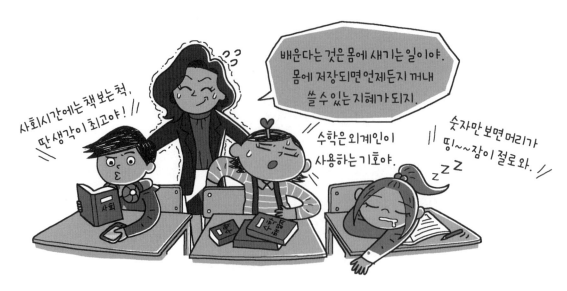

▲ '음식은 먹는 양에 있지 않고 철저히 소화한 음식에 달려 있다.'라고 말했듯이, 배움도 많이 배우는 양에 있지 않고 철저히 소화한 지식만이 지혜가 됩니다.

얌체	근데, 오빠는 사회가 뭐가 어렵다고 그래? 사회가 얼마나 재밌고 좋은데.
황가	어휴~ 난 사회는 정말 무슨 말인지 모르겠어. 외울 게 많고.
Oh쌤	황가는 사회시간이 힘들겠네.
황가	네. 그냥 졸거나 딴 생각해요.
Oh쌤	얌체와 다복이는 수학 풀다가 막히면 어떻게 해?
얌체	그야, 해답지 보고 하죠. 뭐
다복	저도 그냥 해답지 보고 답 써요.
황가	그러니까 수학 실력이 안 늘지.

음식을 소화하지 않으면 비위가 힘들지요. 하지만 치아를 잘 놀려 꼭꼭 씹으면 침도 나오고 비위가 역할을 잘 수행해 영양분이 온몸에 골고루 잘 전달됩니다.

여러분은 배우는 것을 뭐라고 생각하나요? 배우는 것은 음식물을 소화하는 것과 같습니다.

예를 들어, 책을 읽는다고 생각해 보세요. 책을 한 번 읽고 '이런 내용이구나.'라고 속으로 생각하고 그냥 덮으면 다음에 기억이 잘 나지 않습니다. 그러나 책을 읽고 친구에게 이야기를 해주면, 이야기하면서 스스로 정리가 되고 기억도 오래 남습니다. 게다가 자신의 느낀 점을 기록까지 한다면 유일한 자신만의 역사 기록이 되고요. 이러한 것들이 쌓이다 보면 세상을 보는 지혜가 생깁니다.

여러분이 하는 공부는 어떨까요? 학교에서 학원에서 인터넷에서 등등 배울 곳은 많고 지식이 넘쳐흐르는 시대가 되었습니다. 요즘에는 배움의 소화불량 시대라고 합니다. 왜냐하면, 여기저기서 들은 지식은 많은데, 자신의 말로 표현하지 못하기 때문입니다.

예를 들어, 학교에서 학원에서 계속 배우기만 할 뿐, 자신의 입으로 설명하지 못하고, 자신의 손으로 정리하지 않습니다. 그렇게 되면 자신의 몸으로 소화하지 못하겠지요. 배움에 소화불량이 생기는 이유입니다. 많은 책을 읽는다고, 많은 공부를 한다고 해도 소화하지 않으면 소화불량에 걸립니다.

'음식은 먹는 양에 있지 않고 철저히 소화한 음식에 달려 있다.'라고 말했듯이, 배움도 많이 배우는 양에 있지 않고 철저히 소화한 지식만이 지혜가 됩니다.

"공부하면 아는데, 하기 싫으니까 안 해요."라고 말하는 친구들이 있는데요. 그 말은 '못하니까 하기 싫은 것'입니다. '못하는 것'과 '안 하는 것'은 다릅니다. 못하는 것은 하고 싶은데 실력이 안되는 것이고요. 안 하는 것은 할 수 있으나 하지 않는 것입니다.

해야 하는데 안 하니까 못하는 것입니다. 못하니까 하기 싫고, 하기 싫으니까 계속해서 못하게 되는 것입니다. 안 하니까 하기 싫은 겁니다. 그냥 못하기 때문에 '공부하면 아는데'라고 핑계를 대는 것이지요. 계속 그렇게 핑계를 대다 보면, 언제 어디서나 핑계 댈 준비를 하는 습관이 몸에 뱁니다. 그 습관이 몸에 배면 '핑계쟁이', '변명쟁이'가 되지요. 그러다 보면 진짜 자신이 '공부하면 아는데…'라고 믿게 되고 자신을 속이게 됩니다. 세상이 여러분을 속이는 게 아니라 여러분 스스로 자신을 속이는 겁니다.

가끔 '우리 아이는 머리는 좋은데 공부를 안 해서'라고 말씀하시는 부모님이 있는데요. 그것 또한 자식을 몰라서 하는 말입니다. 머리가 좋은 것과 공부를 안 하는 것은 다릅니다. 그 아이의 머리는 공부하는 머리가 아니라, 핑계 대기 좋아하고 노력하지 않는 머리라고 볼 수 있지요.

삶은 온몸으로 살아내는 일

산다는 것은 발을 땅에 딛고 온몸으로 살아 움직이는 일입니다. 우리가 먹은 음식을 소화하기 위해 비위만 활동하는 것이 아닙니다. 입에 음식이 들어가는 순간 입술부터 시작해 치아와 혀와 침이 움직이고 오장육부가 서로 상부상조해야 만이 우리 몸이 숨 쉬고 살아갈 수 있습니다.

배우는 것도 이와 마찬가지입니다. 배움은 지식의 양에 있지 않고 얼마나 내 것으로 소화하느냐에 달려 있습니다. '약한 사람은 변명만 하고, 강한 사람은 행동한다.'라고 했습니다. 배우는 것도 꼭꼭 씹어 살과 뼈가 되게 하고 온몸에 새기는 일입니다. 온몸에 새기다 보면 어느 순간 습관이 되겠지요. 하루의 습관이 일주일이 되고, 일주일의 습관은 한 달이 되고, 한 달의 습관은 일 년이 되겠지요. 그러다 보면 삶의 습관이 됩니다. 어느덧 습관은 자신을 이끌어 가는 주인이 됩니다. 즉, 삶의 습관이 운명을 만듭니다.

암체와 다복은 처음부터 수학이 어렵지 않았을 겁니다. 어느 순간 수학이 어렵게 느껴진 것은 어려운 문제를 건너뛰다 보니, 그 어려운 문제들이 쌓였겠지요. 그러니 수학문제만 봐도 머리 골치가 아팠고, 숙제하려니 자꾸 해답보고 베끼는 인간 복사기가 된 것입니다.

수학을 공부라고 생각하지 말고, 어려운 친구라고 생각하면 어떨까요? 약간 까다롭고 어려운 친구지만, 수학이라는 친구를 알아본다고 생각해 보세요. 친하게 지내려면 상대를 잘 파악해야 해요. 수학에서 자신이 자꾸 걸려 넘어지는 부분이 있잖아요. 그 부분을 잘 살펴서 부드럽게 넘어가려면 풀어야 합니다. 풀지 못하는 문제는 계속해서 나오게 되고, 계속 나오는데 자신은 못 풀고 그러다 보면 그 부분에서 자꾸 걸려 넘어져 수학이 정말 싫어지죠.

그런데 어쩌죠. 고등학교까지 수학은 계속해서 여러분을 따라다닐 텐데요. 피하지 못할 거라면 맞짱 뜨고 즐기는 편이 더 낫지 않을까요? 어렵다고 자꾸 피하면, 삶에서 어려운 일이 생길 때마다 피하는 습관이 됩니다. 그러면 경험할 것을 못하게 되고 성장하지 못하게 됩니다.

얌체와 다복! 집에 돌아가면 수학문제에서 자꾸 걸려 넘어지는 부분을 온몸으로 소화하는 연습을 해보세요. 어려운 문제를 소화하면 비위가 튼튼해지고, 내 안에서 일어나는 기쁨이기에 가슴에 오래도록 남게 됩니다. 이런 것들이 쌓이면 살면서 어렵다고 피하는 일은 없겠지요.

황가도 마찬가지입니다. 사회과목이 어렵다고 느껴지는 것은 그와 관련된 배경지식이 부족해서입니다. 사회는 우리 인류의 역사와 정치, 철학과 경제가 어우러진 학문이지요. 그와 관련된 재미있는 책을 읽어보세요.

공부라는 것은 그 과목에 나온 지식을 외우고 시험 보기 위해서가 아니라, 더 높은 목표를 봐야 합니다. 공부는 책에 나와 있는 지식을 자신의 삶에 어떻게 적용할 것인가를 늘 생각해야 합니다. 적용된 지식은 지혜로 전환되어 자신의 삶을 풍요롭게 합니다.

　다양한 종류의 책을 읽어보세요. 그리고 친구들과 함께 이야기를 나누어 보세요. 자신과 뜻이 잘 맞는 친구 두세 명과 함께 읽고 대화하면 알게 됩니다. 내 생각과 친구의 생각이 각각 다르다는 것을요. 똑같은 책을 읽고도 다른 생각을 하는 것은 당연하지요. 각자 살아온 삶의 방식과 습관이 다르기 때문입니다. 그래서 나와 다른 남을 이해하는 폭이 깊고 넓어지게 됩니다. 책을 읽고 공부하는 것은 먼저 자신을 깊이 이해하기 위해서입니다. 자신을 알면 남을 이해하는 폭도 넓어지고 깊어지기 때문입니다.

　우리는 매 순간 무엇을 하고 있나요? 숨을 쉬고 있지요. 배고프면 밥을 먹지요. 생리적인 현상으로 화장실도 가야 합니다. 졸리면 잠을 자지요. 또 몸을 건강하게 유지하려면 운동도 해야 합니다. 윗몸일으키기나 맨손체조 혹은 가까운 공원이나 동산에 오르는 산책은 몸을 순환시키는 일을 하지요. 여러분은 학생이지요. 학생이란 공부하는 사람입니다. 학교에서 하는 공부는 기본이겠지요. 그 기본을 다지는 일은 다양한 종류의 책을 읽고 친구들과 나누는 일을 습관화해 보세요. 여러분의 삶이 정말 달라질 겁니다.

　"매일 반복적으로 행하는 그것이 바로 너다."라고 아리스토텔레스가 말했듯이, 먹고 생각하고 말하고 행동하는 매일의 습관이 바로 우리의 운명을 만듭니다.

"생각의 씨를 뿌리면 행동의 열매를 맺는다.

행동의 씨를 뿌리면 습관의 열매를 맺는다.

습관의 씨를 뿌리면 인격의 열매를 맺는다.

인격의 씨를 뿌리면 운명의 열매를 맺는다."

입을 잘 놀려야 자신을 지킨다

비장으로 통하는 구멍은 입입니다. 두 개의 입술이 맞닿아야 입다운 면모를 갖추는 것이지요. 비위의 상태를 알 수 있으려면 입술에 그 모습이 나타난다고 했습니다. 입술의 윤택함이나 색상에서 알 수 있지요. 입은 먹고 말하는 데 사용합니다.

동의보감에서는 언어를 "언(言)은 스스로 하는 말이고 어(語)는 다른 사람에게 대답하는 것이다."(내경편, 언어(言語))라고 했습니다. 언어라는 말에는 모두 입을 뜻하는 입 구(口) 자가 있네요. 내가 할 말이 있듯이 상대 또한 할 말이 있습니다. 대화라는 것은 주고받는 것입니다. 혼자만 말하고 상대가 들어주기만을 바라는 경우가 있는데요. 그것은 대화가 아니며 소통이 될 수 없습니다. 말을 하는 이유는 서로 주고받으며 소통하기 위함입니다.

기도할 때도 마찬가지입니다. 신을 향해 말합니다. 그러나 기억해야 할 것은 신도 여러분에게 하고 싶은 말이 있다는 것입니다. 그래서 성경에 '들어라.'라는 말이 자주 나오지요. 기도할 때조차도 혼자 말하지 말고, 신이 무슨 말을 하는지 듣는 것이 중요하다는 뜻입니다.

신이라고 말할 때 우리는 외부에서 찾는 경향이 있는데요. '마음으로 들어라'(73~75쪽) 심장편에서 배웠죠. 심장에 있는 영혼이나 마음을 신(神)이라고 부릅니다. 우리 스스로를 부를 때도 자신(自身)이라 부르지요. 자기 몸과 마음에 있는 소리를 들을 수 있어야 할 것입니다. 내 몸이 말하는 소리를 듣는 일, 내 안의 심장이 말하는 소리를 들을 수 있는 힘입니다. 풀어 말하면, 자신(自身, 몸)이 자신(自神, 마음)의 소리를 듣는 행위 혹은 자신(自神, 마음)이 자신(自身, 몸)의 소리를 듣는 것이 중요하다는 뜻이 아닐까요?

영어에 이런 말이 있습니다. 'Listen to your heart and follow your heart.' '너의 심장이 하는 말을 듣고, 너의 가슴을 따라가라.'라는 뜻입니다. 마음이 하는 소리에 귀 기울이고 그 소리와 함께 대화하는 것은 어쩌면 자신을 사랑하는 방법의 하나라고 생각합니다.

입술은 두 개입니다. 입술이 아랫입술만 있고 윗입술이 없으면 입이 될 수 없습니다. 입이 되려면 아랫입술과 윗입술이 있어야 하듯이 말도 주고받는 것이 언어입니다.

입과 관련된 재밌는 이야기 한번 들어볼래요?

옛날 옛적에 한 조그만 나라를 다스리는 왕이 있었습니다. 이웃나라에서 사신이 왔는데요. 수수께끼를 내면서 다음과 같이 말했습니다. "만약 이 문제를 풀지 못하면 지혜로운 나라가 아니니 전쟁을 해서 너의 나라를 합병하겠다. 한 달 안에 답을 달라."고요. 어떤 수수께끼였을까요?

그의 손에는 돌로 깎아 만든 원숭이 돌인형 네 개가 있었습니다. 네 개의 돌인형은 모습이 모두 똑같았어요. 문제는 가장 훌륭한 원숭이 돌인형이 어느 것인지를 가려내는 것이었지요.

왕은 신하들에게 물었지만, 어느 신하도 이 문제를 풀지 못했습니다. 왕은 전국에 방을 붙여 수수께끼를 풀 사람을 찾았습니다.

어느 날 한 선비가 찾아왔어요. 선비는 유심히 살피더니 네 마리 원숭이 돌인형을 다르게 배열했습니다. 첫 번째, 두 번째, 세 번째, 네 번째 등급을 매겼지요. 왕은 기이하여 그 이유를 물었습니다. 그랬더니 선비가 주머니에서 기다란 철사를 꺼내 네 번째 등급의 원숭이 돌인형 귀에 찔러 넣었습니다. 철사는 들어가지 않았어요. 선비는 네 번째 등급의 원숭이 돌인형을 임금 앞에 보이며 다음과 같이 말했습니다.

"이 돌인형은 귀가 막혀 있습니다. 사람으로 보자면 남의 말을 듣지 않는 것이니, 가장 낮은 수준의 것입니다."

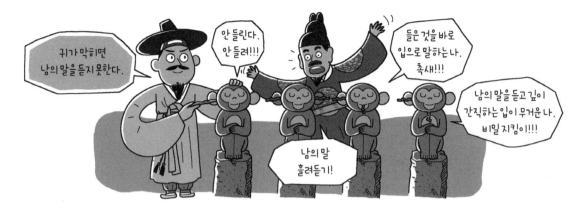

▲ 말이란 입 속에 있을 때만 자신의 것입니다.
입 밖에 나온 말은 절대 자신의 것이 될 수 없습니다.

왕이 신기하여 세 번째 등급의 원숭이 돌인형에 관해 물었습니다. 선비는 세 번째 등급의 원숭이 돌인형 귀에 똑같이 철사를 넣었습니다. 철사가 한쪽 귀로 들어가서 다른 쪽 귀로 나왔습니다.

선비는 설명했어요.

"이 돌인형은 한쪽 귀로 들어간 철사가 다른 쪽 귀로 나왔습니다. 이는 한 귀로 듣고 한 귀로 흘리는 것이니 남의 말을 소홀히 듣는다는 것입니다. 당연히 수준이 낮은 인형입니다."

왕은 궁금증이 더하여 두 번째 등급의 원숭이 돌인형에 대해서도 물었습니다. 선비는 두 번째 등급의 원숭이 돌인형에 철사를 똑같이 귀로 넣었습니다. 그러자 이번에는 철사가 입으로 나왔어요.

"이 돌인형은 귀로 들어간 철사가 즉시 입으로 나왔습니다. 들은 것을 바로 말하는 자이니 좋은 돌인형이 아닙니다."

왕은 고개를 끄덕이면서 첫 번째 원숭이 돌인형에 관하여 물었습니다. 선비는 자신이 첫 번째로 놓은 원숭이 돌인형 귀에 철사를 넣었습니다. 그런데 철사는 몸 어디로도 나오지 않고 계속 들어가기만 했습니다. 왕이 이상하게 생각하여 선비에게 묻자 다음과 같이 대답했습니다.

"이 돌인형은 귀로 들어간 철사가 뱃속으로 들어갔습니다. 이는 말을 듣고 깊이 간직한다는 뜻입니다. 그러니 이것이 가장 훌륭한 인형입니다."

왕은 선비를 크게 칭찬하며 상을 내렸습니다. 물론 수수께끼를 풀어 이웃나라와 전쟁하지도 않았고요. 그 이후 왕은 선비처럼 지혜로운 인재들을 많이 등용하여 백성들의 삶을 풍요롭게 했다고 합니다.

이 이야기는 우리에게 무엇을 말할까요? 남의 말을 전혀 듣지 않는 사람, 누군가 말해도 한 귀로 듣고 한 귀로 흘려듣는 사람, 듣자마자 소화하지도 않고 바로 내뱉는 사람. 위 세 사람은 남의 말에 대해 귀 기울이지 않고, 소화하지도 않는 사람이지요. 그러나 귀로 듣고 뱃속에서 소화한 사람은 자기 나름대로 말을 소화하는 사람이라 할 수 있습니다. 그렇다고 남이 말하는 모든 말을 들어야 하는 뜻이 아닙니다. 자신의 가치관으로 소화하고, 들을 것은 듣고, 버릴 것은 버려야 한다는 의미라고 생각합니다.

말이란 입속에 있을 때는 자신의 것이 될 수 있지만, 입 밖에 나온 말은 절대 자신의 것이 될 수 없습니다. 두 개의 입술이 움직여 입술을 마주치면서 하는 말, 좀 더 신중해야겠지요.

생각은 적당히 - 좋아하는 것은 자유다

Oh쌤   황가! 아까부터 무슨 생각을 골똘히 하는 거야?

얌체   오빠가 좋아하는 여학생이 있는데요. 고백해서 차이면 어쩌나 하고 안
절부절못한대요.

다복   황가 오빠가 좋아하는 여자가 있다고? 우와 오빠 드디어 사랑에 빠진
거야. 부럽다~~.

황가   너희들~. 정말 놀릴래. 이것들이!

얌체와 다복   얼러리 꼴러리 ♪ ♪ 사랑에 빠졌대요. 얼러리 꼴러리 ♬♬~~

얌체	점심때 황가 오빠 밥도 잘 못 먹고요. 소화도 잘 안 된다고 했어요.
Oh쌤	생각을 많이 하면 소화가 안 될 수도 있지요.

생각은 비의 감정이지만, 심주신명과 연결되어 있습니다. '생각이 심장에서 나오면 비장은 이것에 응답한다.'라는 말이 있습니다. 생각을 지나치게 하거나 생각하는 것이 이루어지지 않으면 정상적인 생리활동에 영향을 미치지요. 가장 큰 영향은 기의 흐름을 막는 것입니다.

비위는 소화하고 흡수하는 역할입니다. 비위는 토에 속합니다. 비위가 소화하지 않고 잔뜩 쌓아놓기만 하는 것은 생각만 하고 실천하지 않는 것과 같습니다. 음식물이 위에 들어가면 모든 오장육부가 상부상조하여 위로 올릴 것은 올리고, 아래로 내릴 것은 내려야 하는데요. 만약에 비위가 그런 일을 하지 않으면 몸에 이상이 생기겠지요.

생각도 이와 같습니다. 생각이란 전체적인 그림을 보고 세세하게 다음 할 일을 결정하면서 실천해야 하는데요. 이런 과정 없이 계속 생각만 한다면 어떻게 될까요? 자기감정에 빠지면서 감정이 뭉치고 소화도 안 되고 실천은 안 하니 몸은 무겁고 입맛도 없을 수밖에요.

고백해서 차이면 어찌하느냐고요? 차일 때 차이더라도 고백하는 게 더 낫지 않을까요? 자신이 좋아하는 사람에게 고백할 때마다 다 좋다고 무조건 'yes' 하면 세상에 그것이 가능할까요? 내가 상대방을 좋아하는 것은 나의 자유요, 상대가 나를 좋아하든 안 하든 그건 상대방의 자유입니다. 자신이 좋아한다고 해서 상대방도 꼭 자신을 좋아해야 한다고 생각한다면, 그것은 상대를 구속하는 것이며, 상대의 자유를 인정하지 않는 폭력입니다.

자신이 상대를 좋아할 자유가 있듯이, 상대는 나를 좋아할 자유도 나를 싫어할 자유도 있습니다. 왜 그런 자유를 인정하지 않고, 자신이 좋아하는 자유만 인정하니까 황가처럼 안절부절못하는 겁니다. 고백해서 상대가 아니라고 해도, 그래도 좋으면 그냥 좋아하면 되지 않을까요? 그것이 정말 좋아하는 것 아닌가요? 내가 좋아하는데 상대방이 나를 싫어하니, 나도 너를 좋아하지 않겠다는 것은 조건적으로 좋아하는 것이잖아요. 그것은 상대방 마음을 간섭하는 것이고요.

생각은 적당히 하고 실천을 해야 합니다. 생각만 하고 실천하지 않으면 소화도 되지 않을뿐더러 밥맛이나 입맛이 없어요. 생각만 하는 것은 삶에서 한 걸음도 나아갈 수 없어요. 생각이 너무 많으면 생각에 붙들려 행동하지 못하게 됩니다. 생각이란 자신과 관계된 것을 다양한 방향에서 여러 관점으로 보는 힘입니다. 생각하는 목적은 한 걸음 나아가고 실천하기 위해서입니다.

대개 인간의 연구란 자신을 연구
하는 것이다.
천지가 됐든, 산천이 됐든, 일월
이 됐든, 성신이 됐든 모두 자기의
딴 이름에 지나지 않는 것이다.

— 나쓰메 소세키

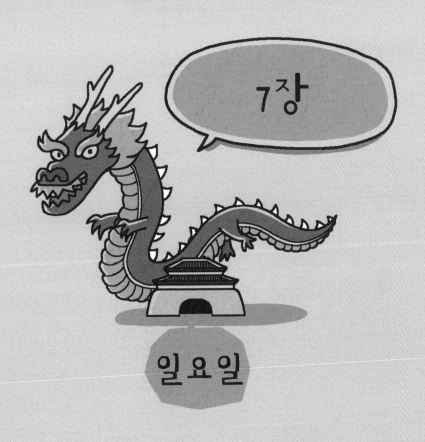

일요일

몸이 나예요

고마워 오장육부야!

처음 신형장부도를 읽으면서 자연을 본떠 사람 몸도 오장육부로 나
뉜 원리를 알았지요.

"하늘에 목화토금수 오행이 있듯이 사람에게는 간심비폐신 오장이 있다.
하늘에 동서남북상하 여섯 개 방향이 있듯이 사람에게는 담, 소장, 위장,
대장, 방광, 삼초인 육부가 있다."

기억하나요? 위의 원리로 우리 몸 가운데 있는 장부를 오장육부라고
합니다. 오장육부를 열어보지 않고도 몸 밖에서 오장육부의 건강상태를
아는 방법이 있었는데요. 바로 얼굴에 있는 두 눈과 코와 콧구멍, 두 귀,
그리고 혀와 입에서 알 수 있습니다.

월요일부터 토요일까지 배운 것을 정리해볼까요?

월요일에는 음양에 대해 배웠습니다. 월요일과 일요일을 음양으로
비유했습니다. 음은 달이며 여자입니다. 밤이며 어둡고 차가우며 수
동적입니다. 양은 태양이며 남자입니다. 낮이며 밝고 따뜻하고 활발
하며 적극적입니다. 음양인 일월을 빼면 화수목금토요일 다섯 개가
남는데요.

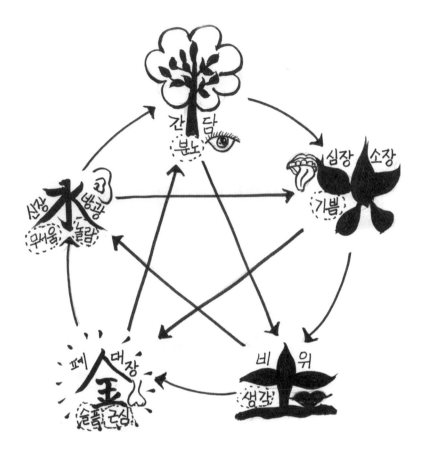

▲ 오행에 따른 오장육부 상생상극도

화요일에는 불의 장부를 배웠습니다. 화에 해당하는 장부는 심장과 소장입니다. 심장은 온몸에 피를 보내주는 역할을 하지요. 사랑을 표시할 때 심장의 하트는 빨간색입니다.

소장은 위장에서 내린 음식물에서 맑은 것과 찌꺼기를 구분합니다.

맑은 것은 소장에서 흡수하여 비장으로 보내고, 찌꺼기는 대장으로 보냅니다. 심장으로 통하는 구멍은 혀입니다. 감정은 기쁨이며, 기쁜 것은 불처럼 위로 날아가지요.

수요일에는 물의 장부를 배웠습니다. 수에 해당하는 장부는 신장과 방광입니다. 신장은 생식의 정을 만들고 뼈인 골수를 만듭니다. 이 골수는 뇌수와 척수로 이어지고요.

소장에서 내려온 찌꺼기 물을 받아들인 곳이 방광입니다. 받아들인 물이 오줌이 되지요. 방광은 오줌을 저장하고 내보냅니다. 신장으로 통하는 구멍은 귀입니다. 감정은 두려움과 놀람입니다.

목요일에는 나무의 장부를 배웠습니다. 목에 해당하는 장부는 간과 담입니다. 봄에 나오는 새싹이라든가 새순은 모두 초록입니다. 간은 무엇을 해야겠다는 생각을 하고 계획하게 합니다.

담은 간에서 생각하고 계획한 것을 결정합니다. '아~ 그래 올해는 자전거를 타야겠어. 올해는 게임 하는 시간을 줄이고 좋은 책을 읽어야겠어.'라던가요. 간으로 통하는 구멍은 눈이며, 감정은 분노나 화입니다.

금요일에는 쇠의 장부를 배웠습니다. 금에 해당하는 장부는 폐와 대장입니다. 폐는 하늘의 공기, 즉 천기를 받아들이고 대장은 땅의 음식물

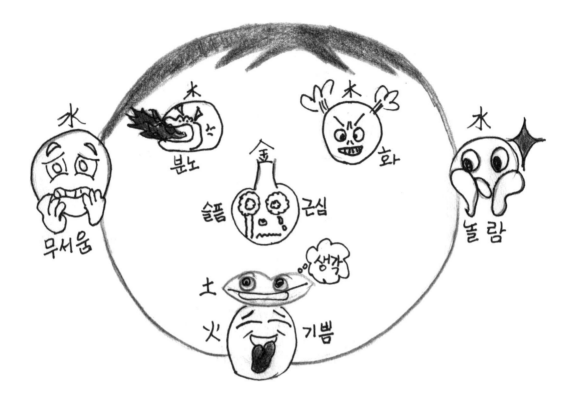

▲ 얼굴에 나타난 오행과 오장의 감정

을 먹은 것을 다시 땅에 보냅니다. 코는 하늘의 공기를 마시고 대장에서는 땅에서 먹은 음식물을 고체로 만들어 똥으로 땅에 보냅니다. 하늘과 내가 섞이고 땅과 내가 다시 섞이는 것입니다.

폐로 통하는 구멍은 코입니다. 폐는 가을에 해당하므로 가을이 되면 슬프고 근심과 걱정이 들지요. 햇빛의 일조량이 급격히 줄어들면서 슬픈 감정이 들지요.

토요일에는 땅의 장부를 배웠습니다. 토에 해당하는 장부는 비위입니다. 비위는 음식물의 창고입니다. 위에서 받아들인 음식물을 비장에서 맑은 기운을 만들고 흡수합니다. 잘 먹는다는 것은 이런 비위의 기능으로 변화된 물질이 정, 기운, 피, 진액으로 충분히 발휘하게 합니다. 비위로 통하는 구멍은 입입니다. 토에 해당하는 비의 감정은 생각입니다. 비위가 소화와 관계된 것처럼, 생각이란 자신과 관계된 것을 다양한 방향에서 여러 가지 관점으로 보는 힘입니다.

선생님이 어렸을 적에 이런 노래를 듣고 자랐어요. 남진이라는 가수가 부른 〈님과 함께〉 가사 중에, "봄에는 씨앗 뿌려 여름이면 꽃이 피네. 가을이면 풍년들어 겨울이면 행복하네." 이런 구절이 있는데요. 사계절을 오행에 맞춰 부른 노래라는 생각이 듭니다.

봄에는 겨우내 저장되었던 씨앗을 뿌립니다. 씨앗은 땅을 뚫고 나와 새싹이 되고, 새싹은 하늘을 향해 쭉쭉 뻗으려는 나무의 모습을 갖춘 목의 기운입니다.

여름에는 꽃들이 화사하게 만발하고 잎들이 무성하게 자라지요. 불처럼 활활 위로 옆으로 발산하기에 화의 기운입니다.

가을에는 무성한 잎이 떨어지고 열매를 맺지요. 수확한 곡식과 열매를 축하하는 행사를 열었습니다. 농사지은 쌀로 송편을 만들어 모두 모여 먹으며 또한 조상님들께 감사를 올렸지요. 이것이 추석입니다. 필요 없는 잎들은 떨어뜨리고 열매를 맺고 수렴하는 시기인 금의 기운입니다.

겨울은 수확한 농산물을 저장하고 몸도 마음도 쉬는 휴식기였습니다. 다음 해 봄에 심을 씨앗을 저장하고 봄에 일할 것을 대비해 충전했지요. 저장하고 휴식과 충전의 시기인 수의 기운입니다.

그러면 토는 어디에 해당할까요? 토는 한 계절에서 다음 계절로 넘어가는 시기에 있습니다. 즉 환절기에 해당하지요.

오행에 해당하는 장과 육부에 해당하는 부를 합해 오장육부라고 하지요. 간과 담, 심장과 소장, 비위, 폐와 대장, 신장과 방광은 경맥에 연결되어 있어서 짝꿍이라고 생각하면 됩니다. 오장은 저장하는 기능이므로 음이요, 육부는 통로 역할이니까 양에 해당합니다.

이 내용을 그림으로 보면 이해가 더 빠르고요. 재미삼아 스스로도 그려보세요. 여러분 몸이 이런 구조를 가지고 살아가고 있다는 것을 알면 자신의 몸을 더욱더 소중하게 여길 기회가 되지 않을까요?

동서남북을 지키는 네 개의 신령을 사신도라고 했습니다. 동청룡, 남주작, 서백호, 북현무이고요. 또한, 오행의 다섯 가지 덕이 서울 사대문과 보신각에 있습니다.

동대문은 흥인지문이라 하여 인을 흥하게 한다는 뜻이고요. 남대

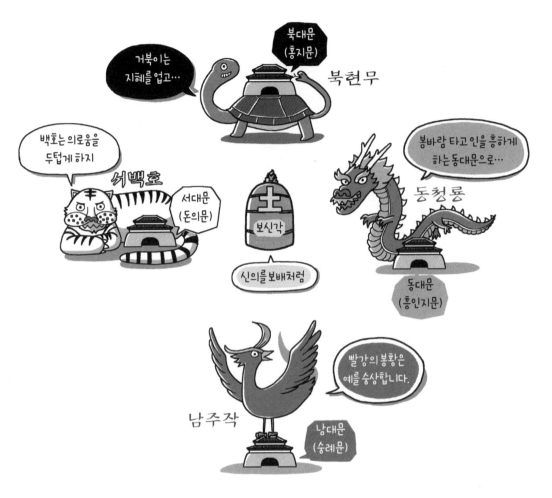

▲ 동서남북을 지키는 사신도와 인의예지신을 나타내는 마음이 오행에 담겨있습니다.

문은 숭례문으로 예의를 숭상하는 마음을 담고 있습니다. 서대문은 돈의문이라 하여 의로움을 두텁게 한다는 뜻이고요. 북대문은 홍지문이라 하여 지혜를 크게 하는 마음이 담겨있습니다.

삼초

삼초란 몸속의 장부가 따로 있는 것이 아니라, 몸통의 빈 곳을 가리킵니다. 이름만 있고 형태가 없습니다. 삼초는 몸 안의 수분을 처리하는 기관이며 물길이 다니는 도로라고 생각하면 됩니다.

횡경막 기준으로 위쪽을 상초, 횡경막 아래에서 배꼽 위까지가 중초, 배꼽 아래를 하초라 합니다. 상초, 중초, 하초 이렇게 3개라 하여 삼초라 합니다. 상초는 심장과 폐로 호흡작용을, 중초는 비위와 간담으로 소화작용을, 하초는 소장과 대장, 신장과 방광으로 생식 및 배설작용에 관여합니다.

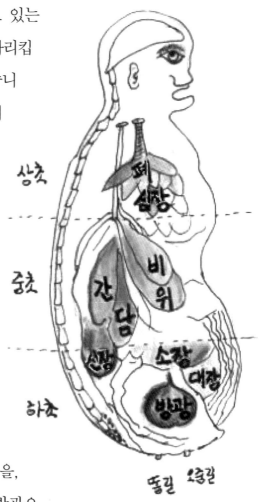

▲ 신형장부도에서 삼초
(신장과 소장은 원래의 신형장부도 보다 약간 아래에 그렸습니다. 중초와 하초를 구분하기 위해서입니다.)

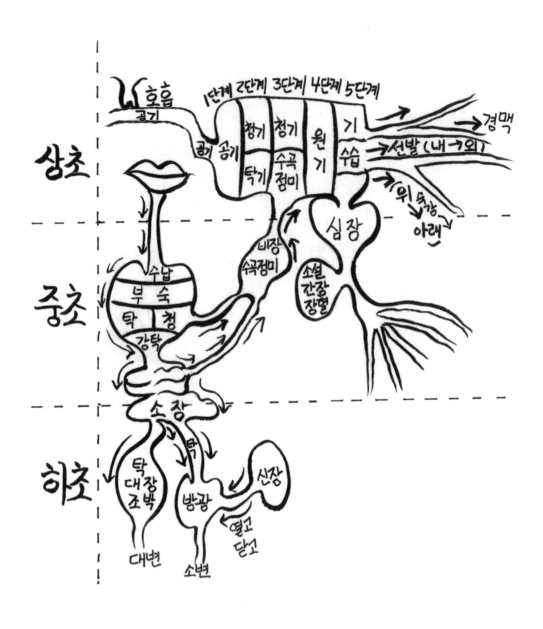

▲ 오장육부가 에너지를 만드는 과정 (『스마트 동의보감』, 104쪽, 박태선)

상생과 상극

월요일과 일요일을 음양으로 비유했습니다. 일월을 빼면 화수목금토 요일 다섯 개가 남는데요. 우리는 오행을 요일마다 알아봤습니다. 이것을 계절별로 다시 정리하면 목화토금수(木火土金水)입니다. 양의 기운은 목화이며, 음의 기운은 금수입니다. 봄은 나무인 목이며, 여름은 불인 화입니다. 가을은 낫으로 수확하는 금이며, 겨울은 물인 수입니다. 토는 각 계절의 중간에 차지하는데요. 한 계절에서 다음 계절로 넘어가는 곳에 자리하면서 중재하는 역할을 합니다. 또한, 토는 목화금수의 중앙에 자리잡고 있습니다.

봄에는 땅을 뚫고 나온 새싹이 자란다고 해서 생(生)입니다. 여름에는 초목이 무성하다고 해서 장(長)입니다. 가을에는 열매를 맺고 떨어지는 것을 거두어들인다 해서 수(收)라고 합니다. 겨울에는 씨나 열매가 땅에 떨어져 숨는다고 해서 장(藏)이라고 합니다. 토는 각 계절의 중간에 차지하는데요. 한 계절에서 다음 계절로 넘어가는 곳에 자리하고 있습니다. 무르익는다는 뜻에서 화(化)라고 합니다. 이 목화토금수의 끊임없는 순환이 자연의 규칙이며 리듬입니다.

'서경'에 보면 오행의 성질을 다음과 같이 표현했습니다.

"수는 아래로 젖어들고, 화는 위로 타오르며, 목은 휘어지거나 곧은 것이고, 금은 마음대로 구부릴 수 있고, 토는 곡식을 생산할 수 있다."

요약하면, 오행이란 단순히 목화토금수를 말하는 것이 아닙니다. 그것들이 만드는 변화의 과정과 특성을 포함한 그 사물들이 가지는 기운입니다. 오행은 다섯 가지 물질이 어떻게 서로 구성되어 있고 연결되는지 보여주지요. 오행은 서로 도와줍니다. 이것을 상생(相生)이라고 합니다.

먼저 상생부터 알아볼까요?

나무는 불에 타서 목생화(木生火)입니다.

불은 무언가를 태우고 남은 것은 재가 되어 화생토(火生土)입니다.

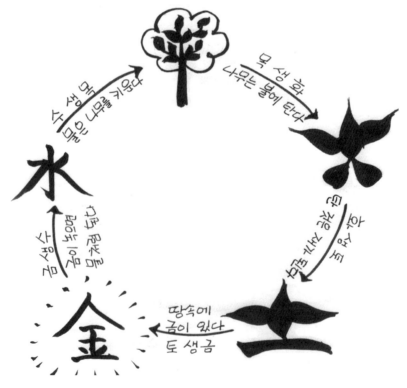

▲ 오행의 상생도

땅(흙)속에는 금이 들어있지요. 흙은 금을 낳아 토생금(土生金)입니다.

금이 녹으면 물처럼 되어 금생수(金生水)입니다.

물은 나무를 키우므로 수생목(水生木)입니다.

이렇게 내가 누구를 낳고 낳은 것은 또 다른 것을 만들고 이런 과정을 상생이라 합니다.

반대로 늘 도와주지만은 않지요. 상대를 찌르기도 하고 어떤 때는 찔린 상대가 나를 찌르기도 하지요. 이것을 상극(相剋)이라고 합니다.

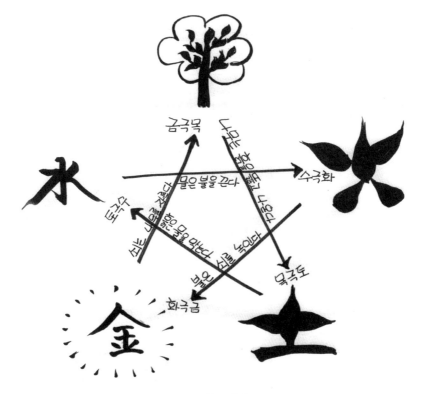

▲ 오행의 상극도

나무는 흙을 뚫고 나와 목극토(木克土)입니다.

흙은 물을 막는다 하여 토극수(土克水)입니다.

물은 불을 끄므로 수극화(水克火)입니다.

불은 쇠를 녹이므로 화극금(火克金)입니다.

쇠로 만든 도끼는 나무를 베므로 금극목(金克木)입니다.

우리가 사는 세상이나 자연은 상생과 상극이 서로 어우러져 조화를 이루며 살아갑니다. 이것이 자연의 이치입니다.

몸이 나예요

몸이 없는 '나'는 세상에 존재할 수 없습니다. 내가 누구인지 알고 싶나요? 그렇다면 음식물이 입에 들어가는 순간부터 똥이 되어 나오는 시간까지 무엇을 먹고 무엇을 생각하고 무엇을 했나요? 누구와 이야기를 했고 내가 무슨 말을 쏟아 냈으며 내 일곱 개의 구멍은 무엇을 보았고 내 코는 무엇을 맡았으며 내 귀는 무엇을 들었나요? 이 모든 것이 자신을 말하는 것입니다.

예를 들어, '나는 ~다.'라고 말한다 해도 그 안에 나의 모든 것이 들어갈 수 없습니다. 단지 나라는 부분만이 들어갈 뿐입니다. 그러니 자신이 누구인지 알고 싶으면 자신의 몸을 보면 됩니다. 입으로 무엇을 먹고 마셨으며 무슨 말을 했는가? 눈으로 무엇을 보고 느꼈는가? 코로는 무엇을 맡았으며 귀로는 무엇을 들었는가?

먹은 음식물이 육부를 거쳐 소화를 시키고 오장을 거쳐 흡수됩니다. 이러한 과정을 거쳐 내 몸의 세포 하나하나가 조금씩 성장합니다. 수명이 다한 세포는 죽어가고 죽은 세포는 없어지고, 다시 새로운 세포가 나기를 반복합니다. 세포의 주기는 대략 21일을 주기로 합니다. 과거의 자신은 없어지고 매 순간 새로운 세포가 나고 죽기를 반복합니다.

그러니 지신의 몸은 자연처럼 끊임없이 변해가는 것을 알아야 합니다. 작년의 나와 오늘의 나, 1년 뒤의 나는 '나'라는 것으로 되어 있을 뿐 끊임없이 변화하는 존재입니다.

그러므로 몸은 자연이고 소우주입니다. 끊임없이 세포가 자라고 성장하고 죽기를 반복하면서 나의 몸도 봄, 여름, 가을, 겨울처럼 자연처럼 변해가고 성장하고 소멸해가는 것입니다.

햇빛 비치고 맑은 하늘 아래 살아 숨 쉴 수 있다는 것만으로도 내 몸과 마음은 축복입니다.

오행분류 계통표

(구분)	오행	목	화	토	금	수
자연계	오방(伍方)	동쪽	남쪽	중앙	서쪽	북쪽
	오계(伍季)	봄	여름	사계, 환절기	가을	겨울
	육기(六氣)	바람	더위 (열(火), 서(署))	습하다	건조함	차가움
	오미(伍味)	신맛	쓴맛	단맛	매운맛	짠맛
	오색(伍色)	청록색	빨강	황색	흰색	검정
인체	오장(伍臟)	간(肝)	심장(心)	비(脾)	폐(肺)	신장(腎)
	육부(六腑)	담(膽)	소장(小腸)	위(胃)	대장(大腸)	방광(膀胱)
	오형(伍形)	근력	피, 혈맥	육체, 살	피부와 모발	골수
	오관 (伍官, 감각)	눈	혀	입	코	귀
	정지(情志)	분노	기쁨	생각	슬픔, 근심, 걱정	두려움, 놀람
	다섯 가지 덕	인자함	예의	신의	의로움	지혜
	사대문과 보신각	동대문 (흥인지문)	남대문 (숭례문)	보신각	서대문 (돈의문)	북대문 (홍지문)
	사신도	청룡	주작		백호	현무
	상생(相生)	목생화	화생토	토생금	금생수	수생목
	상극(相剋)	목극토	화극금	토극수	금극목	수극화

글을 마치며
원하는 것이 안 되었다

삶의 여정에서 우리는 수많은 사람들과 만났다 헤어집니다. 점으로 다가온 사람들이 때로는 선이 되기도 혹은 면이 되기도 하지요. 시간이 지나면이 도형으로 변화되어 삶을 입체적으로 함께한 사람들이 있었습니다.

저도 누군가에는 점이나 선이었을 수도 혹은 면이나 도형이 되었을 것입니다. 마찬가지로 저에게도 누군가가 다가와 점이 선으로 면으로 어느덧 도형이 되는 사람들도 있었습니다. 아마도 저와 함께 한 아이들이 저의 삶을 빚어주는 도형이 아니었을까요?

사람은 살면서 누구나 삶의 위기나 전환을 맞이합니다. 위기가 기회가되어 반전을 맞이하기도 하고요. 마흔 초반에 나의 몸이 아프고 혹은 앞길이 한창인데도 가까운 지인의 죽음을 보며 삶을 바라보는 방향을 달리했습니다. '내일은 없구나! 다음으로 미뤄둔 일은 영원히 할 수 없는 날이 될수도 있다는 것을. 그래, 지금 내가 서 있는 이곳에서 살아있음을 느끼자!'

길거리에서 수많은 사람을 만나 즉석에서 한 개인의 스토리를 써줬던 『60초 소설가』의 저자인 댄 헐리는 이렇게 말했습니다.

"현실 세계에서 해피엔딩은 일어나지 않는다. 우리는 지금 이 순간 행복해짐으로써 해피엔딩을 이룰 수 있을 뿐이다."

'다음에, 나중에'라고 말하지 말고, '지금'이라고 말하자. 멀리서 찾지 말고 현재 내가 이 자리에서 할 수 있는 것을 하자. 누군가 '공부해서 남 주자.'라고 말했듯이, 아이들의 고민을 듣고 생각하고 질문을 받고 이야기를 나누면서 함께 지혜로워지고자 했습니다. 뭘 많이 알아서 아이들을 가르친다고 생각하지 않습니다. 다만 아이들보다 먼저 태어나 세상 경험을 하고 먼저 배웠다는 이유로 저의 경험과 더불어 이야기를 했습니다.

아이들을 가르친다고 하지만, 어쩌면 아이들이 저를 더 많이 키우기도 했습니다. 왜냐하면, 함께 나눌 그들이 있었고 그들의 질문에서 공부할 기회가 닿았기 때문입니다. 저의 말을 귀 기울여주고 질문하고 그들의 고민을 들으면서 '내가 저만한 나이였을 때 무슨 생각을 하고 무슨 고민을 하면서 살았을까?'를 생각하게 했으니까요.

나의 변화

이 책을 쓰면서 자신과 한 가지 약속했습니다. 먼저 나를 실험으로 매일 산에 오르면서 몸의 변화를 체크하는 일입니다. 아침에 일어나기가 정말로 힘든 나에게 그것도 새벽 5시 반이나 6시에 일어나는 것은 거의 기적과도 같은 일이지요. 기적은 멀리 있지 않더군요. 몸이 움직이면 기적이 일어나는 거였지요.

잠이 덜 깬 눈으로 졸면서 거리를 걸었지요. 새벽인데도 도로 위의 차들이 많이 다니더군요. 음, 사람들이 이렇게 새벽에 일하는구나. 그러다가 동네 산 입구에 도착, 으와! 이 새벽에 사람들이 산을 오르다니! 아니! 나는 이제 겨우 입구에 들어섰는데, 이미 입구를 빠져나가는 저분은 도대체 몇 시부터 산을 오르는 거지? 나는 그동안 잠자는 나라에 살고 있었구나.

약 2시간 정도 걸리는 산행길이며 산책길. '맨발의 자유'를 느껴봐! 신발을 벗고 걸었지요. 맨발로 걸을 수 있도록 깔아놓은 부드러운 황토 거적 위로 걸어봅니다. 걷다가 용혜원 시인의 구절이 쓰여 있는 팻말 앞에 멈춰서, 소리 내서 읽기도 합니다.

사랑은 표현해야 하고
꽃은 피어야 하고
비는 내려야 하고
바람은 불어야 한다.

(『삶의 아름다운 장면 하나』 중에서)

나의 좌우명 '삶은 해석이고 표현이며 예술이다'.라는 것과 통하네요.

세상의 모든 존재는 움직임으로써 자신을 표현합니다. 움직이지 않으면 변화가 어렵습니다. 몸의 움직임으로 변화되고, 변화된 자신은 세상을 향해 표현하게 됩니다. 표현된 것을 어떻게 해석하느냐에 따라 삶의 방향이 달라진다는 것도 알았지요.

몸이 조금씩 가벼워지고 새로운 창의적인 아이디어가 떠올랐습니다. 얼굴에 생기가 돌았으며 다리 근육도 단단해졌지요. 밥맛도 좋았고 충분한 수면을 하게 되었지요. 산책은 그동안 잊고 있었던 나의 야생성을 깨워 주었습니다. 살아있다는 느낌. 걷고 있는 나의 발, 두 팔을 벌려 맞이한 바람과의 동행, 어둠을 뚫고 올라온 아침 해의 웃음, 청설모와 까치들과의 반가움의 인사, 강아지와 산책하는 사람들 등등.

산책은 변화하는 산의 봄, 여름, 가을, 겨울의 사계절을 느끼게 해주었고, 새벽의 고요가 활기로 서서히 변화되고 나무와 숲을 온몸으로 느끼게 해주는 계기가 되었습니다.

아이들의 변화

아이들은 스펀지와 같습니다. 어릴수록 가능성이 많고, 배운 것을 스펀지처럼 흡수하고 실천력도 강하지요. 더군다나 초등 고학년과 중학생은 그들 스스로 사춘기고 질풍노도의 시기라면서 반항을 합리화하기도 합니다. 그래도 저는 그들이 좋습니다. 그들이 있기에 서로 웃고 이야기하면서 함께 성장할 수 있으니까요.

영어를 소리 내서 함께 읽자고 하면 따르지 않는 아이들이 있습니다. 그럴 때면 왜 소리 내서 읽어야 하는지, 혹은 신장에 어떤 영향을 미치는지에 대해 이야기하지요. 몸의 변화 이야기에 활기차게 책을 소리 내서 낭랑하게 읽지요. 그러던 어느 날, 중1 남학생이 환한 얼굴로 이야기하더군요.

"저요, 야동을 날마다 보고 저를 기쁘게 하는 행동을 많이 했는데요. 선생님이 야동을 자주 보면 커서 여자 친구와 사랑도 힘들고, 신장의 물이 졸아들어 뼈도 잘 자라지 않고, 뇌수에 물이 찰랑찰랑하지 않아 정신이 맑지 않는다고 하니까. 지난주부터 야동도 줄이고 그것도 once a week(1주일에 한 번)만 해요."

라고 하면서 스스럼없이 이야기합니다. 이 말을 들은 친구들은 키득키득 웃고 J의 얼굴은 빨개지지만, 주위 친구들이 한마디씩 거듭니다.

"J가 말하는 거 사실이에요. 야동도 끊고요. 친구 이야기도 잘 들어줘요. 그래서 심장에 털이 있는 지혜로운 사람이 될 거래요."

이 학생에게 박수를 쳐주고 '자기절제'를 안다면서 주위 친구들이 엄지를 치켜세우기도 했습니다. 그들이 모두 변화된다고 생각하지 않습니다. 그래도 저로 인해 그들 삶에 조금이나마 별처럼 반짝이는 그들만의 삶이 된다면 감사하지요.

스마트폰의 구속에서 벗어날 수 없는 당신을 위해

말실수로 인해 당황하고 있을 당신을 위해

지혜로워지고 싶은 당신을 위해

삶의 기쁨을 찾고자 하는 당신을 위해

일상에서 선조의 지혜를 알고 싶은 당신을 위해

무기력하고 아무것도 하고 싶지 않은 당신을 위해

남과의 비교에서 자유로워지고자 하는 당신을 위해

어제보다 한 뼘 자란 당신을 위해

다음의 닉 부이치치의 말로 마무리를 하며

"우리는 모두 달라요. 남들과 비교해 우울해하지 마세요. 내가 가지고 있는 것에 감사하고 나의 장점에 집중하세요."

약간의 미소와 웃음을 머금고, 가끔은 아무 이유 없이 소리 내어 배꼽 잡으면서 웃는 저와 아이들의 이야기가 독자들에게 도움과 위로의 점과 선 그리고 면과 도형이 되길 바라며~~~.

소중한 마음을 담아!

Oh쌤 파이팅

제자들의 『몸여인』 후기!

가르치는 학생들 중 희망자(십여 명, 아산중, 설화고)에 한해 후기글을 실었습니다.

출간 전에 원고를 읽고 생각과 느낌을 적었습니다.

보내준 각각의 후기글들 중 지면의 제약상 전체내용을 다 싣지 못한 것이 적지 않으며,

경어체와 평어체를 혼용했으니, 이 점 참작해서 보기 바랍니다. (가나다순 배치)

● 무조건 처음부터 끝까지 읽지 않았습니다. 오늘에 해당하는 요일별로 골라 읽을 수 있어 신선하고 재미있었습니다. 이솝우화나 그리스로마신화, 머털이 만화영화, 차두리가 광고하는 간 등 예를 들어 설명하니까 더욱 이해가 쉬웠고요. 그냥 알고 지나간 것들이 '이런 뜻이 있었구나!'를 새롭게 알았습니다. 또 계절의 어원을 한자나 영어로 알고 나니, 공부하는 게 더 재미있어졌습니다. 평소 몸에 관심이 없었지만, 이 책으로 몸을 소중히 생각하는 기회가 되었으며 재미있고 기억에 남아 친구들에게 추천합니다.

— 김보경(아산중2)

● 평소에 만화책만 읽어서 글이 있는 책을 읽지 않았는데 『몸여인』은 선생님의 권유로 읽게 되었다. 처음 이 책을 보자 역시 짜증이 팍 났다. 글자로 많은 부분이 채워졌기 때문이다.

하지만 첫 번째 장 두 번째 장을 읽으니 나도 모르게 책 속에 빠져들었고, 궁금한 것이 많은 십 대들의 질문을 'Oh쌤'이 설명해주고 답해주

는 형식이었는데 나도 십 대라 그런지 공감을 많이 했으며, 선생님 목소리를 녹음해서 들려주는 느낌이었다.

허준 선생님의 건강 이야기를 따라 하고 확인해보는 시간을 가져 의미 있었으며, 이렇게 처음 보는 인문학을 십 대들의 눈높이에 맞게 설명해주니 잘 이해되었다. 몸의 구멍이 이해가 잘되지 않아 수업시간에 질문했는데, 여자가 남자보다 구멍이 하나 더 있다는 새로운 사실도 알았다. 동의보감은 한의사들만 공부하는 줄 알았는데, 십 대들도 동의보감을 활용해 어렵게만 느껴진 인문학 책을 읽을 수 있다니 나 자신이 대단하다.　　—김영석(아산중1)

● 『몸여인』은 사람과 소우주의 관계, 그리고 음양으로 시작합니다. 태양은 양, 그늘진 곳은 음으로 양은 활발한 남자를 음은 수동적인 여자로 비유됩니다. 이것은 월요일과 일요일을 뜻하기도 하는데 자연과 사람의 몸이 이렇게 이어져 있는 것을 보면 참 신기할 따름입니다.

일, 월 외에 화, 수, 목, 금, 토도 각각의 의미와 특성, 신체 부위에 해당한다는 것이 정말 신기합니다. 이날들은 보통은 자연스럽게 지나가는 날이므로 사람들은 이것에 큰 의미를 두지 않거나 모르는 경우가 많습니다. 나도 그런 사람 중 하나였지만 이 책을 읽은 후에 사람의 몸은 자연과 관계되어 있으며 매우 중요하다는 것을 알게 되었습니다. 음양오행에 따른 오장육부의 상생과 상극, 동서남북을 지키는 사신도와 인의예지신에 관한 것도 알게 되어 정말 기쁩니다.　　—김택균(아산중3)

●『몸여인』을 읽고, 내가 그동안 생각해왔던 것들이 바뀌었다. 먼저 시작 부분에서 선생님의 가치관을 정확하게 알게 되었다. 보통 사람들은 결과가 더 중요하다고 말한다. 좋은 대학교에 진학하기 위한 과정은 누구나 다 똑같고, 단지 떨어졌는지 붙었는지 하는 결과가 더 중요하다고 생각한다. 현재 사회에서도 결과를 더 중요시한다. 그러나 선생님께서는 과정을 더 중요시한다. 결과가 안 좋더라도, 과정을 겪고 경험하면서 더욱 발전할 수 있다는 것이 선생님의 생각이시다.

나도 원래는 과정보다는 결과를 더 중요하게 생각했다. 그러나 이 시작 부분을 읽고 크게 바뀌었다. 정상을 가는 길은 여러 가지다. 물론 쉬운 길도 있지만 힘든 길도 있다. 쉬운 길을 찾아 올라온 사람은 정상에서 큰 가치를 못 느낀다. 쉽게 흥미가 사라지고 무료해진다. 그러나 힘든 길을 한 발씩 내디디며 고생한 사람은 정상에서 큰 가치를 느끼게 된다. 동시에 뿌듯함도 온다. 물론 '성공으로 가는 길이 쉬운 것이 당연히 좋은 게 아니야?' 하는 사람들은 힘든 길을 겪고 올라온 사람들을 하찮게 볼 수 있다. 그러나 그 고생들이 언젠가는 빛을 발할 것으로 생각한다.

나는 이제 고등학교에 진학하게 되는데, 고민이 정말 많았다. 3년 동안 그 고생을 해도 결국은 최종 목적지에 도달을 못 할 수도 있는데 굳이 그 고생을 내가 해야 하나, 라는 생각을 정말 많이 했다. 그 고민이 덜어진 것 같아 마음이 한결 편해졌다. 책의 본문에서는 사람의 몸과 마음의 연관성을 아주 많이 다룬다. 학교 과학시간이나 더 나아가 의대에서는 그 많은 인체용어들을 이해 없이 외워야 한다. 그러나 이 책에서는 마음을 연관 지어 몸의 작용 등을 이해 가게 설명해준다. 생명학이 어렵다고 느껴지거나, 거부감을 느끼는 분들이 읽으면 정말 많은 도움이 될 것 같다는 생각이 들었다. 교과서에 있는 내용들을 시험을 위해 달달 외우는 것보다 책으로 공부하니 더 좋다.

책 한 권으로 위로와 감동, 지식도 모두 얻을 수 있다는 기쁨을 이 책을 통해 처음 느껴봤다. 특히 가치관이 바르게 성립되어야 하는 청소년기에 이 책을 읽게 되면 올바르게 성장하는 데 도움이 크게 될 것 같다.

— 도중헌(아산중3)

● 『몸여인』을 읽으면서 몸에 관한 이야기가 그렇게 많을 줄은 상상도 못 했으며, 내가 모르던 것들이 많이 나와서 신기했습니다. 이 책이 그냥 예전에 읽은 책들처럼 단순한 몸 이야기인 줄 알았는데 아니었습니다. 저와 같은 중학생들이 읽으면 더 좋을 듯합니다. 왜냐하면, 몸에 대해 자세하게 나오고 호기심을 채워줄 것 같기 때문입니다. 재밌게 읽기도 했지만, 다양한 지식을 얻는 거 같아 기분이 아주 좋습니다.

— 박한주(아산중1)

● 처음에는 읽으면서 조금 지루하기도 했는데, 읽을수록 좀 재밌어지고 집중하게 되었고, 중간쯤부터 푹 빠져 보게 되었어요. 저에게 과학 관련 책만큼이나 재미있었던 것 같아요. 이 책이 출판되면 지인들에게 꼭 읽

어보라고 추천부터 해줘야겠어요. 가장 많이 생각한 것이 선생님은 '이 책을 쓰면서 어떤 의도를 가지고 쓰셨을까?'인데요. 저는 도저히 모르겠더라고요. 한 번 읽어보고 그래도 모르면 선생님께 여쭤봐야겠어요. 그래도 저에게 이 책은 인생에서 정말 재미있고 유익한 책 TOP10 안에 들 책이에요. 완전 추천합니다. FUN FUN ENGLISH 파이팅!! ─박현수(아산중1)

● Simple but brilliant!『몸여인』은 우리 몸의 오장육부, 즉 주요 장기들과 몸에 관한 내용을 일주일로 나누어 설명해주는 책이다. 인상 깊거나 재미있었던 내용 중에서는 화요일, 불의 날에서의 심장에 관한 부분, "아주 지혜로운 사람은 심장에 7개의 구멍과 3가닥의 털, 보통 지혜로운 사람은 심장에 5개의 구멍과 2가닥의 털, 어리석은 사람은 심장에 한 개의 구멍이 있다….'라는 내용이 있는데 이 구절에서 지혜로운 사람의 심장에 있는 구멍들은 마음의 눈이고, 3개의 털은 반응해주는 역할을 한다는 내용이 인상 깊었다. '나는 구멍이랑 털이 몇 개려나?' 하고 궁금해지기도 했다.

  동의보감과 월, 화, 수, 목, 금, 토, 일이라는 간단하고도 일상적인 요소를 활용하여 우리 신체의 오장육부가 자연과 연결되었다는 것이 억지이기도 하지만 재미있었다. 평소에 그저 당연히 있는 줄만 알았던 몸의 장기들이 닉 부이치치, 헬렌 켈러, 루스벨트 등의 사람들을 알면서 잊고 사는 우리 몸의 중요 장기들의 고마움을 알게 되었다. 엄마, 책 한 권 추가요!

  ─오건희(아산중1)

● 나는 이 책을 공감하며 읽는 사람 중 제일 웃기고 재미있는 사람일 것이다. '사람들이 이 책을 읽으면서 어느 부분을 제일 인상 깊다고 할까?'란 생각과 함께 책 속의 정보들을 전부 따라 해보고 흡족해 웃은 사람은 나 혼자밖에 없을 것 같다는 생각도 해보았다.

예를 들어, 등장인물 중 '황가'라는 친구는 중학교 1학년인데 내 나이와 같다. 그래서인지 황가가 나오는 장면을 더욱 자세히 읽고, 생생하게 느낄 수 있었다. '만약 내가 이랬다면…' 하고 생각하면서…. '허준'이 나왔을 때는 드라마도 봤던 터라 눈을 크게 뜨고 책을 뚫어져라, 들여다 보았다. 동의보감에 나온 건강 이야기 4가지를 전부 따라 해보기도 하고, 특히 시력이 매우 안 좋은 터라 눈을 좋게 하는 방법을 한 10번 정도 따라 하고 책을 마저 읽었던 기억이 새록새록 난다.

등장인물들의 말 한 마디 한 마디가 배꼽 잡게 했다. "수학기호는 외계인들이 사용하는 기호야."라는 소리를 듣고 한참 동안 웃었는데, 그만큼 나와 같이 상상력이 풍부한 아이들이기 때문에 나와 비슷한 성격을 찾아보는 것도 읽는 재미를 불러올 것이다. 화요일의 화(火)는 불을 의미한다. 불의 장기 '심장'에 구멍과 털이 있다는 것에 관심을 두고 읽었다. 나는 구멍이 2개 정도 있는 것 같았고, 지혜로운 사람은 구멍이 7개, 털이 3개 정도 있다고 하니 나도 그런 사람이 되기 위해 노력할 것이다. 심장에 손을 얹고 혹시나 털이 만져지나 확인도 했다.^^

평소 책들을 즐겨 읽는데, '책을 읽는 소리가 최고의 음악'이라는 것을 알게 되었고, 이 책도 크게 소리 내어 읽었다. 이렇게 공감하고 직접 해보고 습관화하면 나도 어느새 심장에 구멍이 7개, 털이 3개가 나와 지혜로운 사람이 될 것이라고 믿는다.

문득 책을 읽다가 월, 화, 수, 목, 금, 토, 일별로 나뉘어 있다는 것을 깜빡하고 한 번에 다 읽어 버렸다. 만약 사람들이 이 책을 볼 것이면 목차를 보고 재미를 느끼며 즐기기를 권유한다.

『몸여인』은 나처럼 중 1학년들에게 먼저 추천한다. 이 책은 중1 학년과 같이 성장기에 있는 학생들이 공감하면서 읽어 볼 수 있다는 점이 가장 좋은 점이기 때문이다. 나는 '황가' 대신에 내 이름을 써달라고 선생님께 부탁 드렸으나, 안 된다고 하셨다. 와~~ 황가는 좋겠다. 책에도 나오고 부럽다.

우선 학교생활에 문제는 없이 살아가고 있지만, 누구나 다 겪게 되는 친구 간의 문제…. 나도 중학교를 1년간 생존하고 있어서 그런지 웃다가 읽는 것을 반복하며 읽었다. 새로운 사실을 알게 되었을 때, 선생님이나 친구들에게 설명도 해주며 인생에서 살아가야 할 교훈들을 얻어가니 얼마나 귀한 책인지 알고, 벌써 가족이나 친구들에게 추천하고 있다. Oh쌤 파이팅!!!

— 유준혁(아산중1)

● 요즘 인문학이 뜨는 가운데 도움이 될 만한 책이었습니다. 월, 화, 수, 목, 금, 토, 일 나누어 볼 수 있게 목차를 나누고 그 목차에 따른 해석이 들어가 꽤나 읽기 편한 책입니다. 내용 중 '책을 자신의 것으로 만들라'

는 말이 인상 깊었습니다. 내용의 양도 거의 알맞았고, 요일 등에 관해 이야기가 약간씩 삽입되어 꽤 재미있었습니다.

아쉬운 점이 있다면, 첫째로, 정보를 얻기에는 충분했지만, '십 대를 위한' 것보다는 약간 유머러스해서 초등 고학년쯤에 맞춰져 있었습니다. 둘째로, 글 중간마다 나오는 'Oh쌤'과 학생들의 대화문이 만화처럼 삽입되었다면, 좀 더 이해하거나 쉬어가면서 보기에 좋았을 거로 생각합니다. 셋째로, 한자와 관련된 이야기를 풀어낸 것은 좋게 생각되었지만, 난이도가 올라가 멈칫했습니다. 한자에 관해 풀어낸 이야기들은 보충설명이 들어갔으면 더 좋겠습니다. 『몸여인』은 인생을 살아가는 데에는 도움이 될 만한 책이고, 재미도 있고 많은 정보를 얻고 흥미로웠습니다.

— 이성재(아산중3)

● 책을 읽고 나서 '진짜 선생님' 느낌이 확 들었습니다. 내용도 평소에 선생님이 말씀해주시던 이야기가 잔뜩 나와서 엄청나게 놀랐습니다. 책에 등장하는 'Oh쌤'처럼 평소에도 다양한 책을 읽어주셨습니다. 책을 읽고 공부하고 책을 쓰신 Oh쌤 곁에서 공부했으니까, 저도 선생님 기운을 이어받아 언젠가 선생님처럼 멋있게 책도 쓰고 누군가를 가르칠 수 있을 거라는 자신감이 들었고요.

제가 비록 외고에는 떨어졌지만, 오히려 그거 때문에 더 큰 목표도 세웠습니다. 당시엔 선생님께서 저에게 "축하해!"라고 해서 화도 나고 억울하고 의아해하기도 했는데 그 이유를 반년이 지나서야 겨우 알았어요.

아마 저처럼 꿈은 있는데 노력만큼 결과가 나오지 않은 친구들도 있을 텐데, 저 같은 학생이 있다면 이 책을 읽어보라고 추천합니다.

"노력하고 시도하는 자체가 즐겁고 행복했으면 넌 이미 보상을 받은 거야. 결과야 되면 좋고, 안 되면 또 다른 방법으로 하면 되고, 앞으로 살아갈 날도 많은데, 시도했다가 안 되면 모두 실패로 볼 거니?" 이 말이 아직도 머릿속에 생생합니다.

저를 책에 써주셔서 감사하고요. 과정 속에서 성취의 기쁨을!!!

— 이용진(설화고1)

● 이틀 만에 다 읽었는데 무척이나 인상 깊었습니다. 역시 새로운 것을 알고 실천해보는 일은 재미있습니다. 새로움을 알아 가치관과 생각을 명확하게 정할 수 있어 좋았습니다. 흥미로운 부분도 많았는데 한의사들이 공부하는 동의보감 내용을 딱딱하지 않고 부드럽게 넘어가게 해서 더 좋았습니다.

'FUN FUN FUN' 영어시간에 자주 듣는 말, 나도 만약 즐겁고 뻔뻔하다면 남의 눈치 보지 않고 즐겁게 살 것 같습니다. 추천해주신 '닉 부이치치' 영상을 보면서 나의 몸이 건강하다는 사실에 감사했습니다. 중1학년 때는 내성적이라 책만 읽었고, 나름 책 읽기에는 자신이 있었습니다. 무조건 많이 읽으면 좋은 줄 알았는데, 소화하지 않고 읽었다는 것을 알았습니다. 지식은 많이 배우는 양에 있지 않고 소화하는 지식만이 지혜가 된다는 말에 충격을 받았습니다.

이 책에 소개된 허준 박물관과 산청 동의보감촌이 있다는 사실에 매우 놀랐으며, Oh쌤과 황가, 얌체와 다복이가 동의보감 길을 따라 여행하는 장면이 부러웠습니다. 신장편에 나오는 남녀 일러스트가 너무 야합니다. 저만 그렇게 느끼나요?

스마트폰의 전자파로 눈이 피로해지는데, 공부하려고 책을 펴면 눈이 피로해져서 책에 있는 글씨가 보기 싫다고 했는데요, 나는 이런 상황을 매일 겪습니다. 스마트폰으로 책을 많이 읽기 때문입니다. 주말은 5시간 이상, 평일 저녁 3시간 이상으로 정말이지 글자가 흐릿흐릿하고 어질어질하며 잘 안 보이는 이유를 이 책을 읽고 알았습니다.

제가 모은 정보로는 간담의 장군 이순신은 무패의 전적으로, 일본 해군의 영웅 '도고 헤이하치로' 제독이 이런 말을 했습니다. "나를 넬슨 제독에 비하는 것은 가하나 이순신 장군에게 비하는 것은 감당할 수 없는 일이다." 이렇듯 내가 알고 있는 사실과 비교하면서 읽고 소화하니까 책이 내 것이라는 생각이 듭니다.

간이 아프면 화를 자주 내고, 생명을 유지하는 데 중요한 호흡과 폐, 소화순서, 자연스러운 생리현상인 입 냄새, 방귀나 똥까지 몸의 구석구석을 한눈에 살펴본 듯, 머릿속에 몸 전체가 그려져서 몸의 비밀이 풀린 듯 시원합니다. 마지막으로 '살아있다는 것은 행복이고 축복이다.'라는 구절이 있는데 정말 마음에 와 닿고 기억에 남습니다. ─이종구(아산중3)

● 선생님의 목소리가 옆에서 들리는 듯한 착각과 환청을 들으면서 책을 읽었다. 내 이름이 '이태양'이라 Oh쌤은 나를 "Oh! My Sun"이라 부른다. 선생님의 늘 재미있는 이야기로 영어 수업시간이 가장 빨리 지나간 것처럼 책도 역시 그렇게 후딱 읽었다. 내 이름 '태양'이 밝고 활기차고 뜨거운 여름이고 양의 기운이라는 것도 이 책을 읽고 알았다. 그래서 내가 '태양처럼 잘 생기고 멋있나?'라는 생각도 했다. 얌체, 다복아! 수학이 그렇게 어려우면 내게 와. 외계어가 아니라 한국말로 잘 가르쳐줄게. 언제든지 환영해!

— 이태양(아산중1)

● '서문'부터 흥미로웠고 '차례'와 '여행코스'를 보니 요일을 엮고 설명해서 이해가 쉬울 것 같았다. 계속 읽어보니 예상보다 더 쉬웠고 조금 어려운 단어들은 밑에 설명되어 있어서 단어의 뜻을 바로 알아 더욱 흥미로웠다. 삽화의 그림체도 둥글둥글한 게 좋았고 이해를 쉽게 해주었으며, 중간마다 대화형식의 이야기가 있어 지루함도 없고 전체적으로 재밌게 읽었다. 친구나 부모님에게 추천할만한 책이다.

— 장준빈(아산중2, 복싱선수)

이 책 을 읽을
당신 과 함께
하고 싶습니다!

소중한 원고를
stickbond@naver.com
기다리고 있습니다.

이 책 을 읽은
당신 과 함께
하고 싶습니다!